AF459857

DES

PARALYSIES CONSÉCUTIVES

A QUELQUES MALADIES AIGUES

Par Ulysse BAILLY,

DOCTEUR EN MÉDECINE DE LA FACULTÉ DE PARIS,
MÉDECIN AIDE-MAJOR STAGIAIRE AU VAL-DE-GRACE,
ANCIEN EXTERNE DES HÔPITAUX CIVILS DE STRASBOURG.

PARIS
LOUIS LECLERC, LIBRAIRE-ÉDITEUR,
14, RUE DE L'ÉCOLE-DE-MÉDECINE.

1872

DES

PARALYSIES CONSÉCUTIVES

A QUELQUES MALADIES AIGUËS

AVANT-PROPOS.

Les paralysies consécutives aux maladies aiguës et à la diphthérie, en particulier, ont été, il y a douze ans, l'objet de travaux et de discussions considérables, d'où sortirent deux opinions : celle des spécificistes et celle de leurs adversaires, les premiers accordant aux paralysies post-diphthériques une forme spéciale et des allures distinctes qu'ils attribuaient à une action spécifique, inexpliquée, du reste, du poison diphthérique, les seconds ne voyant en elles que des accidents d'origines et de causes diverses, comparables, malgré leur plus grande fréquence, à ceux qui suivent les autres maladies aiguës. Cette dissidence d'autrefois est-elle fondée aujourd'hui ? Les faits que l'observation a enregistrés depuis cette époque n'ont-ils point montré de quel côté se trouve la vérité ? En d'autres termes, quel est l'état actuel de nos connaissances sur les paralysies consécutives aux maladies aiguës et en particulier sur leur pathogénie? Tel a été l'objet de notre étude. Nous ne publions dans ce travail que celles de nos recherches et de nos conclusions qui se rapportent à la diphthérie, aux angines simples inflammatoires, à la fièvre typhoïde, au typhus pétéchial et à la variole.

Que M. le professeur Gubler, dont la bienveillance a soutenu et encouragé nos efforts, et à qui nous devons tant d'observations nouvelles, veuille bien nous pardonner l'audace que nous avons montrée en abordant un aussi vaste sujet : seule notre reconnaissance s'est trouvée à la hauteur de notre tâche.

Nous offrons aussi à M. le Dr H. Liouville, chef de clinique de la Faculté (service de M. le professeur Béhier), l'expression de nos remercîments pour les importantes communications et observations qu'il a eu la bonté de nous fournir.

A l'enseignement de notre maître de Strasbourg, M. le professeur Hirtz, nous devons l'amour de notre art et l'ambition de suivre la voie qu'il nous a désignée.

CHAPTRE PREMIER

PARALYSIES CONSÉCUTIVES A LA DIPHTHÉRIE.

Les accidents paralytiques dont sont menacés pendant un certain temps les convalescents de diphthérie constituent encore aujourd'hui, d après les auteurs, un des points les plus obscurs de l'histoire de cette affection. A vrai dire, il n'y a pas fort longtemps qu'ils sont étudiés et, si l'on ne tient compte de l'épidémie de Périnthe, on peut même dire qu'ils n'ont pas été signalés avant la fin du XVIe siècle. Le mal égyptiac, l'ulcère syriaque était endémique en Egypte et en Syrie : Asclépiade, Arétée qui l'ont décrit ne parlent pas des paralysies consécutives. Vers la seconde moitié du XVIe siècle la diphthérie trouve de nouveaux historiens : Forestus en Hollande, Baillon à Paris; même silence à l'égard des troubles du système sensitivo-moteur. C'est seulement au milieu du siècle dernier, dit M. Maingault, qu'à l'occasion de l'épidémie de Paris, Chomel l'ancien fait mention des paralysies post-diphthériques. Vers cette même époque, Ghisi relatait l'épidémie de Crémone et indiquait nettement la paralysie du voile du palais. Peut-être pourrait-on trouver un siècle plus tôt, d'après Lorain et Lépine, des traces de la paralysie diphthérique dans Herrera et Heredia. Soixante-dix ans avant Chomel, nous apprend Imbert-Gourbeyre, Bellini avait parlé des paralysies survenues dans l'angine et invoquait, pour les expliquer, la pression sur les carotides.

M. Gubler a trouvé une mention plus ancienne encore de la paralysie due à l'angine et a bien voulu nous la communiquer. Se rapporte-t-elle à l'angine simple ou à l'angine diphthérique ? De même que pour le cas de Bellini, on ne peut que rester dans le doute à cet égard. Un savant Lorrain, un médecin, Nicolas Lepois, écrivait en 1580 : « Paralyticis ab angina non totum corpus resolvitur, sed usque ad manus duntaxat. »

M. Maingault a fait l'histoire des paralysies diphthériques depuis 1749, époque de la publication du travail de Chomel, jusqu'à celle de son mémoire: nous ne reviendrons pas sur cette période. Disons toutefois que c'est avec Trousseau que la paralysie post-diphthérique commença d'attirer tout spécialement et bientôt d'absorber l'attention des observateurs. « Sous l'énergique impulsion » qu'il imprima on se mit à recueillir, à rechercher, à multiplier les cas de paralysies diphthériques, « on se cantonna dans la spécifité » et le mémoire de de M. Maingault fut, comme le dit M. Gubler, « l'expression dernière » de cet état des esprits. Les cas de paralysie post-diphthérique qui y sont rapportés et analysés servirent à fonder l'histoire et à déterminer la place nosographique de ces accidents tardifs qu'on éleva à la hauteur d'une manifestation spéciale de l'intoxication diphthérique. Peu après, la thèse de Garnier, les deux mémoires de M. G. Sée, le travail de M. Colin, le mémoire de M. H. Roger fournissaient à la science des données diverses, statistiques et autres sur ces paralysies et témoignaient de la place considérable qu'elles occupaient dans l'esprit des observateurs. C'est l'époque de l'étude fructueuse des paralysies diphthériques. Et pourtant elles constituent encore aujourd'hui, avons-nous dit, un des points les plus obscurs de l'histoire de la diphthérie. En effet, la doctrine qui parut tout d'abord sur lanature de ces paralysies fut celle de la spécificité, soutenue par Trousseau et M. Maingault. Elle voyait à peine le jour qu'elle fut attaquée dans le mémoire de M. Gubler, lequel ne tendait à rien moins qu'à les rejeter dans la grande classe des paralysies consécutives aux maladies aiguës. L'attention était concentrée sur un groupe particulier d'accidents paralytiques; l'auteur voulut l'attirer sur ceux qui suivent les maladies aiguës autres que la diphthérie : il apporta, comme contre-partie des études de Trousseau et de M. Maingault, une étude des paralysies dans l'étiologie desquelles la diphthérie ne joue aucun rôle et qui succèdent aux pyrexies, phlegmasies, fièvres éruptives, etc., se proposant de démontrer : 1° que l'on avait grossi le nombre des paralysies post-diphthériques aux dépens des paralysies consécutives aux angines simples, inflammatoires; 2° que la forme et l'évolution des accidents paralytiques ne sont point liées à la diphthérie, mais se peuvent rencontrer ailleurs avec les mêmes caractères. M. G. Sée porta la question devant la société médicale des hôpitaux. Elle y fut débattue entre Trousseau, MM. G. Sée, Maingault, H. Roger, Gubler, Empis et Bouchut sans pouvoir être définitivement résolue. Toutefois il fut reconnu par M. G. Sée que la forme de la paralysie post-diphthérique n'était point le privilége exclusif de cette affection, que de simples angines pouvaient être suivies d'accidents identiques et que ces paralysies de type diphthérique s'étaient même montrées exceptionnellement à la suite de maladies autres que les angines.

Depuis cette époque et la publication du mémoire de M. H. Roger, les paralysies diphthériques n'ont plus fait en France l'objet de travaux spéciaux. Mais des observations ont été publiées par MM. J. Gée (1864), Colin (1864), Billard (1865), Tavignot (1866), Phelippeaux (1867), Prosper Faucher (1867), etc. La plus importante est sans contredit celle de MM. Charcot et Vulpian (déc. 1862). En 1868, parurent le livre de M. Lasègue sur les angines, et le travail de M. Bouchut sur la leucocythémie aiguë dans la résorption diphthéritique.

A l'étranger, le nombre des publications relatives aux paralysies diphthériques n'est guère plus considérable. En 1861, Hermann Weber, médecin à Londres, publiait des résultats importants, en même temps qu'il abordait la question pathogénique et, discutant toutes les opinions connues, avouait que les éléments nécessaires à la solution du problème étaient encore insuffisants. Max Jaffé, en 1862 et 1868, écrivait d'importants articles sur la diphthérie et adoptait en 1868 les idées émises l'année précédente par Buhl. Ce dernier publiait, en effet, en 1867 une autopsie avec lésion des racines nerveuses, lésion sur laquelle il fondait une théorie complète de la pathogénie des paralysies diphthériques. Hennig (1863), Casoary (1867) rapportaient des observations, Becker en 1866 relatait une épidémie de diphthérie.

En Angleterre, Greenhow (1863), Wade (1862 et 64), Paterson (1866), Hayden, S. Ringer (1868) publiaient des observations; aux Etats-Unis, M. Bissel (1862) faisait une intéressante communication.

Malgré tous ces travaux, M. Jaccoud dit de ces paralysies que leur pathogénie n'est point élucidée, et MM. Lorain et Lépine, que l'avenir seul pourra indiquer si on est en droit de faire une espèce du groupe des paralysies diphthériques, et qu'à l'égard de leur pathogénie la science n'est riche que d'hypothèses.

FRÉQUENCE DES PARALYSIES POST-DIPHTHÉRIQUES.

Il serait important de déterminer exactement le degré de fréquence de ces paralysies : il constitue un élément capital dans la question de savoir s'il y a lieu de les détacher de la grande classe des autres paralysies consécutives. Si leur nombre est, en effet, de beaucoup supérieur à celui des accidents paralytiques qui succèdent aux autres maladies aiguës, ne fût-ce que pour ce seul caractère, il en faudrait faire, provisoirement, au moins, une section particulière et se mettre à rechercher la raison de cette plus grande fréquence. Au contraire, si ces mêmes accidents ne sont pas moins communs après la fièvre typhoïde, la pneumonie, etc., la paralysie post-diphthérique ne mérite plus une place à part. Malheureusement quelques-uns des éléments indispensables à une détermination précise font défaut ou sont incomplets. D'une part, il est un certain nombre de diphthéries légères pour lesquelles le médecin n'est point appelé ou qui ne nécessitent point l'entrée à l'hôpital, et qui, par conséquent, ne figurent point sur les statistiques; d'autre part, un grand nombre de sujets succombent prématurément, avant que les symptômes aient eu le temps de se montrer. Enfin il en est qui, dès le commencement de leur convalescence, quittent l'hôpital et sont perdus de vue. Pour toutes ces causes, nous n'avons sur la fréquence relative des paralysies diphthériques que des données approximatives.

Sur 160 cas d'angine couenneuse observés à la campagne, dans une épidémie du département de l'Eure, M. Sellerier ne rencontra que 3 fois la paralysie.

Dans l'épidémie de 1857-58, Bouillon-Lagrange, sur 50 malades survivants (23 étaient morts dans la première période), ne note que 4 cas de paralysie.

Sur 141 cas de diphthérie, Garnier signale 15 cas de paralysie; mais le nombre des sujets qui sont morts de bonne heure n'a pas été défalqué.

Monckton (de Maidstone) écrivait en 1862 à Hermann Weber que, sur 300 malades qu'il avait observés, 9, c'est-à-dire 3 p. 100, avaient offert des accidents paralytiques manifestes.

Sur 190 malades survivants, observés par lui et par d'autres, H. Weber dit que 16 présentèrent des paralysies, et plus loin : «Mes cas de diphthérie m'ont fourni environ 5 p. 100 de paralysies. »

M. H. Roger releva les cas de diphthérie de tous les services médicaux de l'hôpital des Enfants pendant l'année 1860 : sur 210 cas de diphthérie plus ou moins généralisée, angine conenneuse, croup laryngé, trachéal ou bronchique, il nota 36 cas de paralysies; mais sur ces 36 cas, 27 fois la paralysie fut localisée à l'isthme du gosier. Dans 2 autres cas, le rapport de causalité entre la diphthérie et la paralysie est infirmé par l'existence d'une autre maladie antérieure à la paralysie ou coïncidant avec elle.

M. Barascut, sur 19 clients qui le consultèrent, signale 8 cas de paralysie. Mais il faut remarquer que la petite épidémie dont il parle eut cela de singulier que les manifestations angineuses y furent très-souvent absentes, les symptômes fort bénins en général et le médecin, par conséquent, peu consulté.

M. Lemarié, de Pont-Audemer, traita dans l'espace de quelques mois 18 angines couenneuses dont 6 devinrent mortelles ; les 12 malades qui survécurent présentèrent tous une paralysie consécutive.

« Dans certaines épidémies d'angines, Donders a vu se déclarer la paralysie de l'accommodation chez tous ceux qui avaient survécu à la maladie. » (Galezowski.)

M. Moynier signale 8 cas de paralysie diphthérique sur 29 cas de diphthérie.

M. Ph. Gyoux rapporte 32 cas de diphthérie cutanée, observés dans l'arrondissement de Saint-Jean-d'Angély où cette affection existe à l'état endémique : il ne parle pas de paralysies consécutives.

En 1860, Trousseau admettait que la paralysie était plus commune depuis deux ou trois ans.

De ces statistiques nous ne tirerons d'autres conclusions que les suivantes : la moyenne des chiffres de Sellerier, de Bouillon-Lagrange, de Monckton, de M. H. Roger et de H. Weber, donne une fréquence relative de 1/11 ; la fréquence des paralysies diphthériques a varié avec les épidémies.

Nous exprimerons aussi le désir de voir publier à l'avenir les statistiques des paralysies diphthériques dans les hôpitaux des Enfants, comme l'ont fait MM. Garnier et H. Roger.

Mais cette proportion de 1/11 ne s'applique point uniquement à des troubles généralisés du système sensitivo-moteur : le plus souvent la paralysie s'est limitée à l'isthme du gosier et nous avons vu que les trois quarts des cas de M. H. Roger appartiennent au groupe des paralysies gutturales simples. La fréquence des troubles de la sensibilité et du mouvement dans les membres n'est donc pas si grande, en somme, qu'il pourrait sembler au premier abord.

Quant à la proportion absolue des faits de paralysie diphthérique recueillis jusqu'à nos jours, il nous est impossible de prétendre la déterminer : ils sont assez nombreux et assez disséminés dans la littérature médicale, pour que beaucoup d'entre eux aient échappé à nos recherches. M. G. Sée écrivait en 1860 que le nombre des exemples livrés à la publicité atteignait presque 150. Nous en avons examiné un grand nombre, tant de ceux dont parle M. G. Sée, que de ceux qui ont été publiés depuis, afin d'étudier par nous-même le développement, l'enchaînement, le mode symptomatique des accidents.

On a dit que le nombre de ces paralysies avait été grossi à l'époque où l'attention de tout le monde médical était portée sur ce point de la science et n'avait point encore été attirée sur les phénomènes de même ordre consécutifs aux autres maladies aiguës. Nous montrerons que cette assertion est fondée. N'a-t-on pas vu, du reste, M. Littré faire d'abord de la toux ou des toux de Périnthe une épidémie de diphthérite, puis abandonner bientôt cette première opinion, se rallier aux idées de M. Gubler et écrire : « Il reste douteux que l'épidémie de Périnthe soit une maladie diphthérique ? »

Pour ne point s'exposer à ranger dans le cadre des paralysies post diphthériques un accident paralytique qui ne lui appartiendrait pas, il faut donc se garder surtout d'une erreur de diagnostic au sujet de la maladie primitive. Il ne faut point voir la diphthérie là où elle n'est pas. Nous la considérons comme une maladie virulente, contagieuse, fébrile, comparable à la variole, à la fièvre typhoïde et dont le caractère anatomique le plus constant est la production de fausses membranes sur les muqueuses ou les plaies en contact avec l'air. Sans nul doute, il peut y avoir des diphthéries sans angine. Paterson a publié un cas de diphthérie cutanée incontestable : il n'y eut ni angine, ni paralysie gutturale, mais paralysie des quatre membres. Sans nul doute il y a aussi des diphthéries dans lesquelles la température ne s'éleve ni haut ni longtemps; il y aurait aussi, d'après quelques-uns, des diphthéries sans fausses membranes : nous ne le nions pas; mais ce que nous récusons, c'est l'affirmation de l'existence d'une pareille diphthérie, quand les preuves de la contagion ne sont point formelles : sur quel signe, en effet, s'est-on fondé dans les cas de ce genre? « C'est une chose maintenant connue, dit M. H. Weber, qu'il est parfois impossible de diagnostiquer la diphthérie au seul examen de la gorge ; il faut avoir recours à des circonstances accessoires, comme l'apparition de la diphthérie dans la même famille, dans la même maison, dans un voisinage rapproché, ou à des rapports avec des diphthériques. »—«On ne peut souvent distinguer les maladies spécifiques que par l'étiologie; c'est dire que pratiquement il faudra souvent rester incertains, quand nous serons privés des renseignements étiologiques.» (Lorain et Lépine.)

Telle est aussi notre opinion : en l'absence de fausses membranes et de signes de contagion, il n'y a qu'incertitude et l'on ne peut affirmer qu'il y a diphthérie.

Les adénites, on le sait, peuvent compliquer de simples amygdalites; l'albuminurie n'est point constante.

Mais le diagnostic des fausses membranes diphthériques elles-mêmes est sujet à bien des causes d'erreur. Les diverses circonstances qui en ont imposé et peuvent facilement en imposer pour des productions diphthériques ont été longuement exposées dans le mémoire sur les paralysies asthéniques : nous ne pouvons mieux faire que de renvoyer à cette source pour ces difficultés du diagnostic.

Toutefois à la série nombreuse des fausses pseudo-membranes qui y ont été citées, il faut ajouter une pseudo-diphthérie de la vulve considérée par M. C.-A. Martin comme un accident de la syphilis secondaire et dont il rapporte 15 observations.

Il faut enfin se souvenir aujourd'hui que la science s'est enrichie d'un nouvel élément de diagnostic différentiel des couennes pharyngées diphthériques et des exsudats d'autre nature. La fausse membrane pharyngée de la diphthérie n'est point, en effet, un exsudat amorphe, mais un réseau clair, homogène, dont les mailles allongées, rondes ou polygonales, renferment des éléments cellulaires d'espèces différentes.

Une dernière cause d'erreur qui a contribué à faire grossir artificiellement le chiffre des paralysies diphthériques et qui n'a point été signalée, c'est la coïncidence si fréquente chez les enfants ou l'apparition rapprochée de la diphthérie et des fièvres éruptives. Une angine diphthérique se déclare, le lendemain on constate une éruption rubéoleuse manifeste; vingt jours après, survint une paralysie du voile, suivie bientôt de paraplégie. A quelle affection rapporter ces accidents tardifs? Il serait sage de ne point compter de pareils cas à l'actif de la diphthérie; et cependant ils sont parfois rapportés à cette affection. Dans la statistique de M. H. Roger, par exemple, sur 8 cas de paralysie des membres, nous voyons : dans l'observation 29, une scarlatine évidente, reconnue comme telle par l'auteur, évoluer avec une angine dite diphthérique : la possibilité d'une influence due à la scarlatine n'est pas même signalée. L'observation A est celle d'une petite fille de 2 ans qui, sur une vieille plaie de 3 à 4 centimètres d'étendue, présente une fausse membrane résistante, c'est tout ce que l'on peut constater; une rougeole paraît le lendemain : un mois après on découvre une paraplégie et une paralysie pharyngo-palatine; c'est à la diphthérie qu'on rapporte ces accidents.

Il en fut de même pour l'observation B***, cas d'angine et de varioloïde avec amblyopie consécutive.

Brunniche rapporte aussi à la diphthérie une paralysie qui pourrait être attribuée à une rougeole.

Les observations 6 et 41 de la thèse de M. Garnier, dites de paralysies générales, sont dans le même cas.

Parfois même il arrive qu'une maladie aiguë, venant traverser la convalescence de la diphthérie, s'accompagne d'accidents paralytiques : qui se prononcera dans de pareils cas? Nous voyons pourtant, dans l'observation 28 de la même statistique de M. H. Roger, une paraplégie dans le cours d'une pneumonie être mise sur le compte d'une angine diphthérique antérieure.

Pour ce qui est des éruptions concomitantes à la diphthérie, nous savons qu'il en est quelques-unes qui ont été rapportées à son influence et regardées comme de simples complications sans intoxication par le virus spécifique correspondant. Cette dépendance vis-à-vis de la maladie principale fut contestée à M. G. Sée, lorsqu'il la proposa (1858) devant la Société médicale des hôpitaux; cependant elle fut admise pour quelques cas, tout en restant obscure. Dans l'immense majorité des autres cas, l'existence d'une éruption due à un virus spécifique est véritablement incontestable.

Mais si le chiffre des paralysies post-diphthériques a été grossi, n'a-t-il pu, dans certains cas, être diminué? La diphthérie n'a-t-elle point été méconnue soit dans les affections préexistantes qu'elle est venue compliquer, soit dans les formes bénignes qu'elle revêt parfois? Elle peut se déclarer, nous l'avons vu, dans le cours d'une rougeole, d'une scarlatine. Dans la fièvre typhoïde elle peut évoluer sans que le médecin en soupçonne l'existence, l'état de stupeur du malade n'éveillant point chez lui de réaction. L'exploration fréquente de la gorge peut même ne rien faire découvrir, car la fausse membrane se localise quelquefois à la face supérieure du voile ou en d'autres points inaccessibles à l'examen : c'est ainsi qu'on n'a reconnu qu'à l'autopsie des diphthéries secondaires. Cette diphthérie secondaire, qu'on dit être fréquente dans la scarlatine, ne serait pas très-rare non plus dans la fièvre typhoïde. M. Oulmont en a relaté une petite épidémie. Mais en l'absence de traces de contagion, quelles précautions ne doit-on pas prendre, dans ces maladies où l'angine est une manifestation commune, pour distinguer la fausse membrane diphthérique des exsudats d'autre nature!

Dernièrement encore, M. H. Liouville nous montrait à l'Hôtel-Dieu un typhique atteint d'angine : le pharynx présentait des exsudations blanchâtres; une large plaie de vésicatoire n'offrait pas la moindre trace de couenne.

On le voit, tout repose sur le diagnostic de la maladie primitive; or, en l'absence de larges plaques pseudo-membraneuses, nous le répétons, les seuls éléments de diagnostic sont la contagion, la constitution épidémique; s'ils font défaut, il faut rejeter toute idée de diphthérie.

Élimination faite des cas douteux, le nombre des observations de paralysies post-diphthériques livrées à la publicité est-il considérablement abaissé?

Nous en avons encore réuni 220 cas environ, sans compter ceux de S. Ringer, de Hayden, de Wade, de Becker, de Donders : 66 appartiennent aux publications étrangères, 155 à la littérature médicale française.

FORME DES ACCIDENTS PARALYTIQUES.

Depuis le mémoire de Maingault, on a généralement une tendance à croire que le plus grand nombre des paralysies post-diphthériques affecte une forme généralisée et progressive, qu'elles se ressemblent toutes à peu de chose près, débutent par le pharynx, se propagent aux yeux, puis gagnent les membres inférieurs et remontent jusqu'aux muscles respirateurs. On s'est, de la sorte, représenté un type morbide spécial dont le seul mot de paralysie diphthérique éveille l'idée et auquel il se pourrait que quelques-uns fussent tentés de rapporter, par exemple, les 220 cas de paralysie sus-mentionnés. Notre intention est de montrer que l'erreur serait considérable; et, sans reprendre une description si connue et tant de fois répétée, sans nier, du reste, que les accidents paralytiques consécutifs à la diphthérie offrent des caractères particuliers qui les différencient du plus grand nombre des paralysies, nous allons exposer les particularités que nous avons saisies en les étudiant, les variétés qu'ils nous ont présentées dans leur forme et leur intensité, dans leur enchaînement et leur terminaison.

1° *Paralysies post-diphthériques sans paralysie gutturale.*

Dans presque toutes les descriptions des paralysies post-diphthériques, il est dit que les accidents débutent par le voile du palais, que la paralysie gutturale est un fait constant (Maingault, L. Colin, Lorain et Lépine, Jaccoud) et ce mode de début a été érigé en loi. Il souffre cependant quelques exceptions : sans nous être voué spécialement au culte des anomalies, comme pourraient nous le reprocher les défenseurs du type de la paralysie post-angineuse, nous croyons les devoir signaler.

6 fois la paralysie du voile fit défaut :

1° Moynier rapporte un fait de Thirial, observé en 1833 : dans la convalescence d'une angine diphthérique se déclara une paralysie généralisée, laquelle débuta par les membres du côté droit. Le rectum et la vessie furent atteints. La parole, la sensibilité restèrent intactes et il n'y eut pas de paralysie gutturale.

2° Nous devons au Dr Loyauté le fait d'une cécité complète développée en trois jours dans la convalescence d'une angine diphthérique. On ne nota pas le moindre symptôme de paralysie palatine.

3° A ces deux faits il faut ajouter le cas de paralysie généralisée de Paterson à la suite d'une diphthérie cutanée. Un examen attentif de la bouche et de la gorge n'avait rien fait découvrir. Dans ce cas encore comme dans celui de Thirial, le début des accidents fut hémiplégique et la paralysie envahit d'abord le côté droit.

4° M. H. Roger signale une angine couenneuse suivie d'une paralysie localisée au sphincter anal (obs. 32). L'arrière-gorge ne présenta aucun trouble. Il signale encore un fait d'amblyopie sans paralysie du voile (obs. B); mais une varioloïde s'étant montrée entre la diphthérie et l'accident consécutif, nous rejetons ce cas.

5° L'observation 1 de la thèse de Pératé est encore un fait de paralysie post-diphthérique généralisée sans paralysie gutturale.

6° L'observation 5 du même est un cas analogue.

Il faut noter que le seul fait de Paterson fut une diphthérie sans angine. Dans les 5 autres on constata les signes d'une angine préalable. Mais qu'y a-t-il d'étonnant que des angines couenneuses soient exclusivement suivies d'accidents paralytiques autres que l'amyosthénie palatine? N'arrive-t-il pas, après tout, dans les 10/11 des cas, si nous en croyons notre statistique, qu'il ne survient consécutivement aucune espèce d'accident paralytique.

Nous verrons ailleurs que dans certains cas même où la paralysie gutturale n'a point fait défaut, elle n'a point été le phénomène de début.

2° *Paralysies gutturales après des diphthéries non angineuses.*

Si la paralysie gutturale a manqué à certaines séries d'accidents paralytiques consécutifs à des angines diphthériques, il est incontestable qu'elle s'est montrée après des diphthéries non angineuses.

« On voit parfois la maladie se traduire uniquement sur la peau dénudée; cependant la paralysie se montre avec ses signes habituels et atteint le voile du palais comme s'il avait été le siége d'une exsudation. — Il existe une catégorie de malades chez lesquels on n'a jamais pu constater qu'un léger engorgement des glandes sous-maxillaires ou des glandes parotides sans que l'arrière-gorge ait présenté la moindre lésion. » (G. Sée.)

Il s'agit de vérifier si dans les cas signalés de paralysies gutturales non précédées d'angine, il n'y eut réellement pas de manifestation pharyngienne.

Des quatre cas de Barthez, cités par M. G. Sée et empruntés à la thèse de M. Garnier, ce dernier dit d'abord n'admettre que les n°s 40 et 41 comme faits de paralysie palatine sans angine antérieure; dans les deux autres, à son avis, l'angine a pu exister : il ne les a point observés à la période voulue.

Dans l'obs. 40, il y eut diphthérie du pavillon de l'oreille et du conduit auditif externe. M. Gubler a fait observer que l'inflammation d'une pareille région a fort bien pu se propager à l'arrière-gorge, puisque la marche inverse a lieu quelquefois. Sans doute cette remarque ôte au fait une grande partie de sa valeur; mais il n'en reste pas moins que les traces de cette inflammation ne se sont révélées par aucun trouble fonctionnel; « dans tout le cours de la diphthérie l'alimentation s'est faite avec facilité. »

De l'obs. 41 nous dirons seulement qu'une rougeole vint compliquer la diphthérie. Y eut-il de l'angine dans cette rougeole ? Ce fait ne peut entrer en ligne de compte.

Mais qu'objecter au cas de Phelippeaux ?

Un vigneron est pris de diphthérie maligne sur un exutoire du bras gauche. Une paralysie généralisée consécutive se déclara; la gorge dont il ne s'était jamais plaint fut aussi paralysée.

Dans l'obs. 35 de M. H. Roger, on ne constata de même ni rougeur, ni tuméfaction, ni exsudation pseudo-membraneuse de l'isthme du gosier.

Les observations 5, 6 et 7 de Barascut doivent aussi être rangées au nombre des cas de paralysies gutturales non précédées d'angine.

Sans doute on pourra toujours objecter à cette façon de juger et d'interpréter les faits que l'angine a pu être méconnue. Nous répondrons qu'elle devait donc être bien légère et singulièrement bénigne cette affection d'ordinaire si caractérisée et dont on exige des traits si accentués pour en affirmer, en d'autres cas, l'existence.

3° *Formes unilatérales de la paralysie gutturale.*

MM. Gubler et L. Colin ont les premiers signalé ce fait que la paralysie du voile se montre en rapport avec le siége des lésions inflammatoires.

« Dans l'immense majorité des cas, dit M. L. Colin, la paralysie du voile prend naissance précisément là où se développe la fausse membrane, où ont été portés les caustiques. » Cette relation de la phlegmasie et de la paralysie s'appliquerait, du reste, et aux angines simples et aux angines diphthériques ; pour les unes et les autres il n'y a malheureusement qu'un petit nombre d'observations où ce rapport ait été signalé; on le conçoit facilement, l'angine n'est que fort rarement unilatérale. Nous avons recueilli 6 faits de paralysies palatines unilatérales ou de prédominance latérale.

1° Dans l'obs. 48 de M. Colin, la paralysie fut limitée à un côté du voile, celui ou l'angine avait été le plus intense et avait nécessité de fréquentes et énergiques cautérisations.

2° En 1861 M. Colin lui-même fut frappé de paralysie palatine à la suite d'angine couenneuse. Le côté droit du voile seul envahi par les fausses membranes, cautérisé plusieurs jours par l'acide chlorhydrique, fut seul frappé d'une paralysie de six semaines.

3° L'obs. 49 est aussi un cas bien net d'angine couenneuse à gauche suivie de paralysie palatine à gauche.

4° M. Faure (*Union méd.*, 3 février 1857) cite un fait analogue: le frère du sujet de son obs. 5 n'eut qu'une paralysie incomplète du voile avec déviation de la luette à gauche.

5° Enfin dans une autre observation communiquée à M. Moynier (obs. 4, Moynier), M. Faure rapportant l'histoire de troubles singuliers du langage observés chez un convalescent de diphthérie, s'exprime ainsi: « Le voile du palais était relâché d'un côté, de telle sorte que le bord postérieur offrait une ligne très-irrégulière ; la luette était tirée du côté opposé. »

6° M. J. Gée rapporte un fait de paralysie du voile du palais nettement limitée à la moitié gauche. La fausse membrane n'avait point dépassé cette région. Au 27° jour la voix commence à être nasonnée; les liquides refluent bientôt dans les fosses nasales. La moitié gauche du voile est pendante et presque droite; l'autre moitié saillante et concave comme à l'état normal. Des titillations, des piqûres sur la moitié gauche ne sont point perçues; à droite la sensibilité est intacte.

Dans trois de ces cas la paralysie fut généralisée. Nous n'avons point trouvé de rapport entre le siége de la paralysie de l'arrière-gorge et la paralysie des membres.

4° *Troubles visuels.*

Sur 130 cas examinés au point de vue des troubles visuels, nous avons rencontré 50 cas de strabismes et d'amblyopies. 21 appartiennent à H. Weber et sont simplement signalés sans plus de détails Les 29 restants se décomposent en 22 amblyopies et 12 strabismes, dont 3 coïncidèrent avec des amblyopies. Deux fois ces dernières se montrèrent isolées, sans autres accidents ni gutturaux ni généraux (Barascut, obs. 3, et Maingault, obs. 10). 2 fois l'amblyopie fut unilatérale (obs. 38 de Maingault et cas de Tavignot); il n'est point dit que l'angine ni la paralysie palatine aient été, dans ces cas, unilatérales. Le plus souvent, dans les cas d'amblyopie, la paralysie fut généralisée.

Il y eut deux strabismes convergents, un double (cas de Vigla), un simple (obs. 27 de Maingault); un strabisme externe avec chute de la paupière supérieure (obs. 28 de Maingault). Sur 10 cas de strabisme, 7 s'accompagnèrent de paralysie généralisée.

L'amblyopie unilatérale de M. Tavignot et le strabisme interne de l'obs. 35 de M. H. Roger coïncidèrent avec une hémiplégie faciale du même côté.

N'oublions pas enfin que M. Donders a vu, dans certaines épidémies, la paralysie de l'accommodation chez tous les malades qui avaient survécu à la maladie. Le Dr Loyauté en nota 6 cas dans l'épidémie qu'il observa.

« Les pupilles se contractent bien, dit M. Maingault. » Cette contractilité fut intacte, paraît-il, dans les cas de cécité complète du Dr Loyauté. Au contraire, Winter et d'autres ont signalé une mydriase très-prononcée. Dans le cas d'amblyopie gauche de Tavignot, la pupille gauche ne se contractait point quand l'œil droit était fermé: c'était donc le nerf optique gauche qui ne transmettait point les mpressions reçues. Dans l'obs. 5 de Faure, la pupille droite était plus dilatée que la gauche. Dans un cas de M. L. Colin, les pupilles étaient dilatées et peu contractiles.

Ces troubles visuels que nous avons désignés du nom d'amblyopie sont aussi relatés sous les dénominations d'amaurose incomplète ou complète, de cécité, d'affaiblissement de la vue, de brouillards, de presbytie, de myopie même. Nous n'avons trouvé que deux cas de cécité complète. En général les malades ne distinguent plus que de loin les caractères d'imprimerie.

Plus rarement ils sont obligés de les rapprocher de leurs yeux. Trousseau dit d'une jeune fille qu'elle lisait à merveille à travers ses lunettes de presbyte; au bout d'une semaine ou deux, elle devint horriblement myope et lisait à 2 ou 3 centimètres. « Les malades, dit Greenhow, voient nettement les objets éloignés et les verres convexes corrigent assez bien leur infirmité. Le trouble de l'accommodation ne se présente pas toujours au même degré dans les deux yeux. »

L'examen ophthalmoscopique ne révéla jamais de lésions. On s'accorde aujourd'hui pour attribuer l'impuissance visuelle surtout à un défaut d'accommodation que démontrent la mydriase et l'éloignement du punctum proximum. Toutefois, l'observation de Tavignot démontre que l'amblyopie peut être due quelquefois à un certain degré d'insensibilité de la rétine ou du nerf optique.

5° *Paralysie faciale.*

Il est un accident peu connu, sur lequel l'attention ne fut pas d'abord appelée et que nous avons rencontré six fois sans pouvoir, malheureusement, le rechercher dans un grand nombre d'observations, tant il en est d'incomplètes : c'est la paralysie faciale. Trois fois elle fut hémiplégique ; trois fois elle occupa les deux côtés du visage.

Dans l'observation de Tavignot, la paralysie du voile parut trois semaines après le début de l'angine ; puis survint une hémiplégie faciale gauche avec amblyopie à gauche. Ces symptômes s'amélioraient, quand se déclara une anesthésie des extrémités.

Dans l'observation 35 de M. H. Roger, il y eut hémiplégie faciale gauche avec strabisme interne de l'œil gauche.

M. Duclos de Foretz cita à M. Maingault le cas d'une paralysie post-diphthérique avec hémiplégie faciale. (*Société médicale des hôpitaux*, 10 octobre 1860.)

Quand la paralysie porte sur les deux côtés du visage, ce dernier perd toute expression, le malade a un air stupide qui en a imposé pour de l'idiotie, malgré la parfaite conservation de l'intelligence.

M. Billard, rapportant les accidents dont il fut lui-même atteint, dit qu'après le voile du palais et l'arrière-gorge, la paralysie frappa les muscles de la face, laquelle devint immobile et perdit toute expression. La sensibilité tactile disparut aux lèvres et sur la moitié antérieure de la langue ; la diplopie fut constante ; dans les oreilles existait une sensation étrange.

On lit dans l'observation 1 de la thèse de Péruté : « Les accidents locaux disparaissent, l'enfant présente bientôt de l'irrégularité dans le pouls ; le facies perd son expression, les traits s'affaissent, les lèvres pendent, la salive s'écoule. »

H. Weber, dans son observation 14, signale l'expression stupide du visage.

6° *Troubles du langage.*

Les paralysies de la langue ne sont point rares; le goût est quelquefois diminué; mais ces accidents ne sont le plus souvent mentionnés que d'une façon vague ou incomplète : il nous a été impossible de rien établir de précis à cet égard. Ce qui nous a le plus frappé, ce sont des troubles particuliers du langage dont nous relatons quelques exemples.

Chez un homme atteint de paralysie gutturale généralisée (obs. 25 de Maingault), la langue était tremblotante et se tirait difficilement; la parole était embarrassée; il y avait un bégayement dont le malade s'inquiétait beaucoup. Cette paralysie diphthérique offrait toutes les apparences d'une paralysie générale progressive.

Chez un enfant de 3 ans (obs. 5 de Faure), atteint de paralysie généralisée, on nota un tremblement ondulatoire de la langue « comme dans la paralysie générale des aliénés. »

M. Billard raconte qu'il devint complétement aphasique.

Très-fréquemment le malade a de la peine à prononcer certaines consonnes. Dans l'observation 27 de Maingault, la parole était lente, l'articulation des sons difficile; l'enfant ne prononçait pas les consonnes labiales.

Le malade de Phélippeaux éprouvait de la difficulté à prononcer les consonnes, quelles qu'elles fussent.

L'observation 4 de M. Moynier est de beaucoup la plus intéressante.

M. A..... ne pouvait plus prononcer certains mots; soit qu'il lût, soit qu'il parlât, il se trouvait tout à coup arrêté devant quelques assemblages de sons. Je le fis lire, et, en effet, je le vis à la quatrième ligne s'arrêter involontairement. Avec ses lèvres et sa langue, il faisait des efforts impuissants. Le mot une fois passé, il reprenait sa lecture jusqu'à ce qu'un autre obstacle l'arrêtât. Le voile du palais était relâché d'un côté..... Cette situation devint plus grave; le nombre des mots difficiles ou impossibles à prononcer augmenta; bientôt il ne put plus parler, puis apparurent le nasonnement et la dysphagie. — Sa femme fut prise des mêmes symptômes, seulement, chez elle, la voix était plus nasonnante. La sœur de Mme A..... fut prise de la même manière.

En l'absence de renseignements plus circonstanciés, il est difficile d'apercevoir clairement la physiologie pathologique de ces divers troubles du langage. Il nous semble toutefois que les uns sont dus à la seule paralysie de l'arrière-gorge; les autres à la paralysie de certains muscles de la langue. La paralysie gutturale suffit, en effet, à effacer la netteté de l'articulation et à rendre difficile la prononciation des consonnes. Dans les cas d'aphasie partielle ou totale, dans ceux où la langue est tremblotante, animée d'un mouvement ondulatoire, où le malade bégaye, il est évident que l'innervation motrice de cet organe est en souffrance.

7° *Akinésie des membres.*

Sur 165 cas de paralysie post-diphthérique, 83 seulement ont présenté des troubles du mouvement volontaire dans les extrémités, ce qui donne une proportion de 1/2 pour les akinésies des membres. Or, nous avons vu que la fréquence des paralysies post-diphthériques est de 1/11 environ : par rapport aux cas de diphthérie, la proportion des paralysies du mouvement dans les extrémités est donc réduite à 1/22. Toutefois, il faut avouer que cette proportion varie avec les épidémies. Sur 82 de ces cas d'akinésie des membres, 16 fois les extrémités inférieures furent seules frappées. La forme paraplégique est donc encore assez commune. Quant à la forme hémiplégique, elle est, sans nul doute, extrêmement rare. Sur 71 cas d'akinésie, nous ne l'avons trouvée signalée que 3 fois (obs. 45 de Garnier, 1 et 2 de Moynier), et encore n'existait-elle qu'à l'état de prédominance : il y avait un certain degré d'affaiblissement de l'autre côté. A vrai dire, si l'on admettait comme paralysies diphthériques les observations 39 et 40 du mémoire de M. Gubler, ce seraient deux cas de prédominance hémiplégique à ajouter aux précédents. Trousseau a encore cité le fait d'un enfant chez qui la forme hémiplégique était si nettement accusée, que l'éminent professeur crut un moment avoir affaire à une affection tuberculeuse du cerveau.

Les akinésies limitées aux bras, à un seul bras, à une seule jambe, ne sont pas moins rares. Dans 2 cas de H. Weber, les bras seuls furent atteints. Dans l'observation 16 de M. Maingault, la paralysie ne frappa que la jambe et le pied droits.

De toutes ces données il résulte que sur 165 cas de paralysie post-diphthérique, 63 fois seulement l'akinésie frappa à la fois les membres inférieurs et les supérieurs.

Cette akinésie fut rarement complète. Trousseau a noté que la force de pression des mains au dynamomètre était descendue, chez certains adultes, au-dessous même de 15 kilogrammes, la pression normale étant de 50 à 55 kilogrammes. Quand la marche est possible, elle ressemble le plus souvent à celle d'un homme ivre: c'est ce qu'ont noté H. Weber et bien d'autres observateurs.

Trois ou quatre fois, au lieu d'une véritable paralysie, nous avons trouvé une véritable incoordination des mouvements, de l'ataxie en d'autres termes, sans diminution de la force musculaire.

Quant à la contractilité faradique, elle serait conservée, d'après M. Duchenne (de Boulogne); au contraire, les autres observateurs signalent presque toujours qu'elle fut diminuée.

8° *Paralysie des muscles de la nuque, du tronc et des muscles respirateurs.*

Sur 157 cas, nous n'avons rencontré que 15 fois ces diverses paralysies. Celles des muscles du tronc et des muscles respirateurs, a-t-on dit, ne s'observent que dans les cas où la motilité des membres est déjà affaiblie. Dans l'observation 34 de M. H. Roger, cependant, il y eut paralysie des muscles du tronc et du diaphragme, sans akinésie des membres.

Nous avons connaissance d'un autre fait semblable : il y eut paralysie gutturale, paralysie de la langue, paralysie de l'œsophage et paralysie du diaphragme; la mort s'ensuivit.

Cette paralysie du diaphragme est peu commune : elle est peut-être quelquefois implicitement désignée sous la mention de *troubles respiratoires*. Nous ne saurions trop le répéter, il s'en faut malheureusement que nous possédions un nombre suffisant d'observations complètes.

9° *Anesthésie.*

18 fois sur 79 cas, la sensibilité fut conservée. Dans les faits où l'amyosthénie n'atteignit pas les muscles des membres, l'anesthésie fut très-rare; nous n'en avons recueilli que 5 cas sur 72 (obs. 3, 4 et 5 de Maingault; obs. 1 de Barascut; cas de Tavignot). Dans ces cinq observations, on signale une paralysie pharyngo-palatine. L'anesthésie est donc presque toujours liée à l'amyosthénie; mais enfin le fait n'est pas constant.

A la suite de la diphthérie, d'après M. Garnier, les accidents portent surtout sur le système musculaire, et la sensibilité est rarement atteinte.

Comme l'ont constaté H. Weber et M. G. Sée, l'insensibilité ne dépasse ni les coudes, ni les genoux. De même que l'akinésie, c'est dans le plus petit nombre des cas qu'elle se montre complète.

Dans la plupart des observations, l'anesthésie ne se déclare qu'après des fourmillements et souvent même des douleurs; l'akinésie, au contraire, ne se montre jamais précédée de convulsions.

10° *Phénomènes divers.*

De l'anaphrodisie, des paralysies du rectum et de la vessie, de la surdité, de l'intelligence, nous ne saurions rien dire qui ne se rencontre dans les descriptions classiques. La paralysie des muscles abdominaux est une cause fréquente de constipation. L'akinésie s'est rarement propagée à l'œsophage.

Deux fois seulement, dans une des premières observations du mémoire de M. Maingault, entre autres, ont été signalées de vives douleurs spinales.

11° *Enchaînement des accidents paralytiques.*

C'est ordinairement la paralysie pharyngo-palatine qui ouvre la série des phénomènes paralytiques. Ces paralysies gutturales du début peuvent être divisées en deux groupes : celles qui paraissent avant que l'angine soit totalement guérie, et celles qui se déclarent après, l'isthme du gosier ayant recouvré pour quelques jours la régularité de ses mouvements. L'époque précise de cette apparition n'est point toujours indiquée nettement dans les observations; toutefois, on peut se faire cette opinion que, dans le quart des cas environ, le nasonnement et la dysphagie commencent de se déclarer avant que la gorge soit complétement détergée ; le malade entre en convalescence, conservant de la gêne dans la déglutition et la voix altérée. De ces paralysies gutturales précoces, on ne saurait dire qu'elles restent plus souvent que les autres limitées à l'arrière-gorge : les exemples sont nombreux de paralysies palatines qui, nées pendant la période aiguë de l'angine, disparaissent dans les premiers jours de la convalescence et n'en sont pas moins suivies d'autres accidents paralytiques. Il ne semble point non plus qu'il y ait un rapport saisissable entre l'intensité des lésions pharyngiennes et la précocité des accidents paralytiques gutturaux. Mais, sur ces différents points, il faut faire de grandes réserves, car la plupart des observations ne sont point formulées en des termes assez explicites.

Nous avons montré que la paralysie gutturale a fait parfois complétement défaut : dans d'autres cas, elle n'a point été le phénomène de début.

L'observation 5 de Barascut relate que finalement seulement, après que la paralysie eut envahi les membres, elle affecta le voile du palais. La diphthérie avait consisté en un engorgement parotidien avec toux; Barascut observait ce fait au milieu d'une petite épidémie.

Dans l'observation 6 du même, le nasonnement ne fut point non plus le phénomène de début. La diphthérie avait paru sur une mouche de Milan et provoqué cette toux que Barascut signale dans tous les cas.

Bissel dit formellement que dans quelques faits le premier signe de la paralysie se montra d'abord dans les membres et que le pharynx et la langue ne furent atteints que consécutivement.

Quant à l'enchaînement des accidents consécutifs à la paralysie de l'arrière-gorge, nous avons constaté, il est vrai, que le plus souvent il a paru conforme à la loi de propagation depuis si longtemps formulée, les troubles visuels précédant la paralysie des membres inférieurs, cette dernière précédant celle des membres supérieurs, des muscles du tronc et des muscles respirateurs, l'akinésie ne paraissant elle-même qu'après les troubles de la sensibilité. Mais il y eut des exceptions à cette règle, et, pour n'en citer que quelques-unes, rappelons le fait de Thirial, l'observation 11 de Moynier et celle de Paterson, exemples d'envahissement hémiplégique, les cas de paralysie limitée aux bras, cités par H. Weber, l'observation 5 de M. Maingault, dans laquelle les seuls membres supérieurs furent atteints, comme dans celles de H. Weber, deux cas analogues observés, l'un par Gull et l'autre par Kingsford; l'observation 34 de M. H. Roger, dans laquelle il y eut paralysie des muscles du tronc et du diaphragme sans accidents du côté des membres, le cas de Billard, où l'on note expressément que la paralysie atteignit la face, la région diaphragmatique, la vessie, le rectum, le larynx et la poitrine, avant de s'attaquer aux membres, l'observation 32, de M. H. Roger, cas de paralysie localisée du sphincter anal. Mentionnons aussi les 18 faits où la sensibilité fut conservée : il est clair que l'anesthésie n'y précéda point l'akinésie.

Mais si l'on peut, jusqu'à un certain point, prévoir l'ordre dans lequel évolueront les accidents, il est tout à fait impossible de déduire de l'un d'eux la future apparition de celui qui le suit habituellement; tout à coup se déclarent les symptômes d'une paralysie palatine : quelles qu'en soient la date d'apparition, l'intensité, la durée, personne ne saura dire s'ils seront suivis d'une amyosthénie des membres; 83 fois seulement sur 165 cas, le fait s'est présenté. Saura-t-on davantage affirmer que des troubles visuels succéderont à cette paralysie gutturale? Sur 130 cas, ils n'ont paru que 50 fois. Que penser de l'état futur de la sensibilité? 18 fois sur 79, elle fut conservée. Mais des troubles du sentiment apparaissent, des fourmillements d'abord, puis de l'analgésie, puis de l'anesthésie; on s'attend à une amyosthénie prochaine : vaine prévision; tout se dissipe parfois et la motilité reste intacte.

Il y a plus; quelques observateurs rapportent que les symptômes ont alterné les uns avec les autres : un jour, la main gauche semble faible et insensible; le lendemain elle a recouvré ce qu'elle avait perdu la veille, et c'est la droite qui est prise à son tour; une jambe se paralyse aujourd'hui; deux jours après, moins encore, elle est intacte; c'est celle du côté opposé qui est envahie; le membre le plus affecté devient rapidement le plus malade, et *vice versa*; c'est, en un mot, un va-et-vient constant. « Les choses se passent souvent ainsi » dans la paralysie diphthérique, a dit Trousseau.

M. Billard compare cette paralysie à un aura, un souffle annihilateur de la puissance musculaire, se promenant par tout le corps, passant d'une région à l'autre, « migration inexplicable dans ses causes et ses effets. » Le même auteur parle d'une sensation de vibration qui parcourrait les membres dans le sens des cordons nerveux.

12° *Terminaisons des paralysies post-diphthériques.*

A l'égard de la durée des accidents, nous n'avons rien constaté qui n'ait été signalé dans les descriptions de MM. Maingault, Lorain,

Lépine et Jaccoud. Leur persistance au delà de 6 à 8 mois est un fait excessivement rare : l'enfant dont M. Duclos de Foretz rapporta le cas à M. Maingault, avait une paralysie qui datait de 20 mois. On doit aussi à M. Prosper Faucher la communication d'une paralysie post-diphthérique devenue chronique.

M. Morisseau (23 oct. *Union méd.* 1851) cite le fait d'une petite fille qui, prise d'angine diphthérique à l'âge de 8 ans, avait encore un léger nasonnement 9 ans après.

Un des malades de M. H. Roger, présenta une aphonie persistante.

L'état chronique est donc une terminaison excessivement rare. La mort est incomparablement plus fréquente.

Sur 155 cas de paralysie nous avons relevé 24 cas de mort. Les différents modes, suivant lesquels s'est effectuée cette terminaison, nous ont paru l'un des points les plus intéressants de l'histoire de ces paralysies. 8 ou 10 fois au moins la mort fut subite (Garnier obs. 31 et 45; Faure, obs. 6; Gillette, cas cité par Pératé; Aubrun, Plouviez; Tardieu, note de M. Maingault; 2 ou 3 cas de Bissel).

Le mécanisme de ces morts subites fut lui-même variable : la paralysie du larynx, le passage d'un bol d'aliments dans les voies aériennes sont des accidents incontestables qui ont tué plusieurs malades.

M. Gubler, dans son obs. 44, a démontré l'existence de la paralysie laryngée.

MM. Aubrun, Perrin et Plouviez ont cité deux cas de mort subite qu'ils attribuèrent à cette cause.

L'enfant de l'obs. 31 de M. Garnier avait été atteinte d'angine et de croup et trachéotomisée comme celui de l'obs. 44 de M. Gubler. Le pharynx était paralysé, quand tout à coup elle devint violacée et mourut.

Le petit malade de l'obs 45 avait une paralysie gutturale généralisée : subitement il devint aphone, puis violet et mourut en quelques minutes. Le cerveau était sain, le cœur contenait des caillots.

C'est à la formation des caillots cardiaques que M. Garnier attribue la mort dans ces deux cas. L'aphonie soudaine bientôt suivie de mort chez un enfant de 9 ans (obs. 45), semble être plutôt le signe d'une paralysie du larynx.

Dans les deux cas de Gillette et de M. Tardieu l'autopsie démontra la présence d'un bol d'aliments dans les voies aériennes. Le petit malade de Gillette s'affaissa sans prononcer une seule plainte.

D'autres fois la mort subite est due à une syncope, à une paralysie du cœur. Ce mécanisme, sur lequel on n'a point encore insisté, nous a semblé le plus intéressant de tous. Les observations 1, 2, 3, 4 et 6 de Pératé montrent que dans la convalescence de la diphthérie, le malade s'étant rétabli assez pour manger avec appétit et rendre même des visites, ainsi que fit la dame de l'obs. 4, il arrive que subitement et sans concomitance d'autres accidents, le cœur est frappé de parésie, ses battements deviennent intermittents et diminuent d'intensité. Chez le sujet de l'obs. 6, la déglutition était restée pénible, l'appétit allait augmentant, mais les forces diminuaient, quand tout à coup une douleur se fit sentir dans la région du cœur, le pouls s'affaiblit et devint irrégulier.

Dans sa communication à la société médicale de l'état de New-York, Bissel a noté dans 7 cas de paralysie diphthérique, dont 5 se terminèrent par la mort, ce singulier affaiblissement du pouls tel qu'on ne comptait plus que 30 battements par minute et que chez 2 ou 3 sujets on avait même peine à le sentir. Et pourtant l'appétit était bon, les fonctions digestives parfaites, le sommeil paisible. La scène se terminait d'ordinaire brusquement, le petit malade était assis sur son lit ou s'amusait avec ses jouets.

Bissel attribue cette mort subite à une paralysie du cœur.

Bien d'autres observateurs avaient noté ce ralentissement du pouls. M Maingault l'a tout spécialement signalé ; Hermann Weber, à Londres, l'a aussi rencontré. Aucun d'eux n'a, comme l'ont fait Bissel et Billard, mis en évidence la forme paralytique de ce trouble fonctionnel.

Au moment où la sensibilité commençait à revenir dans les membres, dit Billard, des palpitations cardiaques avec intermittences et accès de suffocation me firent craindre une paralysie cardiaque et l'arrêt complet de la circulation.

Tous ces faits montrent à l'évidence que l'aura paralytique qui, dans la convalescence de la diphthérie, peut frapper l'isthme pharyngien, les muscles de la vie de relation, ceux de la respiration, les organes des sens, l'intestin, la vessie, frappe quelquefois aussi jusqu'au muscle cardiaque: les cas de mort par syncope, sans être nombreux, sont toutefois signalés. On conçoit, du reste, que ce ralentissement extraordinaire de la circulation par parésie du cœur favorise la formation de caillots cardiaques. Thompson et Bergeron ont trouvé ces caillots.

7 semaines après le début de son angine, relate Pératé dans son obs 4, la malade mourut après des troubles dans la circulation.

Dans l'obs 40 de Maingault, la paralysie était générale: elle n'avait épargné que les muscles du tronc et de la nuque. Le pouls devint intermittent: il y eut de l'anxiété, des syncopes et c'est au milieu d'une syncope que le malade succomba.

L'obs. 6 de Faure se rapporte à un enfant de 10 ans qui s'affaiblit progressivement et « mourut dans une syncope. »

Enfin nous avons vu que Bissel attribue expressément à une paralysie du cœur, la mort de ses petits malades frappés subitement pendant qu'assis dans leur lit, ils s'amusaient avec leurs jouets.

Les faits de Pératé et de Bissel permettent encore d'affirmer que cette paralysie du cœur n'est point nécessairement accompagnée d'autres phénomènes paralytiques, qu'elle se déclare parfois isolément et, sans qu'il paraisse d'autre accident, tue le malade.

D'autres fois elle n'est que le dernier terme, la dernière expression de l'extension de la paralysie: l'obs. 40 de M. Maingault, l'obs. 6 de Faure et celle de Billard en sont des exemples

Quatre fois la mort ne fut que le résultat d'une adynamie et d'un marasme poussés aux dernières limites (obs. 30 de Garnier, cas de Phelippeaux, obs. 41 et 42 de Maingault); la paralysie, dans les trois premiers cas, était généralisée. La mort eut lieu, dans le quatrième, avant l'époque à laquelle se déclare habituellement la paralysie généralisée.

Une fois l'apparition de taches gangréneuses au poignet et aux membres inférieurs dans le cours d'une paralysie diphthérique généralisée (obs. 4 de Faure) précéda la terminaison mortelle. Des taches semblables se présentèrent au cou et à la poitrine dans deux cas de Pératé (obs. 2 et 3) et les malades moururent : mais il n'y avait point de paralysie.

Des observations 44 de M. Garnier, 35 de M. H. Roger et 39 de M. Maingault où la mort eut lieu par asphyxie, on est tenté de conclure que cette asphyxie fut due à une paralysie des muscles respirateurs. Dans ces 3 cas il y eut un mouvement fébrile, dans les deux derniers la mort survint à la suite d'une résolution soudaine des membres bientôt accompagnée dans l'obs. 39 de convulsions générales. En même temps la peau était chaude, le visage animé, l'intelligence nette. La seule autopsie de l'obs. 44 laissa voir une légère congestion de la moelle.

L'invasion soudaine des accidents, la fièvre, les convulsions générales autorisent l'hypothèse d'une congestion subite de l'axe médullaire : cette congestion aurait envahi les centres respirateurs eux-mêmes et déterminé l'asphyxie qui emporta les deux malades. Mais les accidents paralytiques existaient avant l'apparition des symptômes d'hypérémie; la congestion vint s'ajouter seulement à un état paralytique préexistant.

Deux fois enfin ce furent des maladies intercurrentes qui furent causes de la mort : une pneumonie dans l'obs. 36 de M. H. Roger; une hémorrhagie utérine avec pleurésie et cancer dans le cas de MM. Charcot et Vulpian.

RÉSULTATS DES AUTOPSIES.

Jusqu'en décembre 1862, époque à laquelle MM. Charcot et Vulpian lurent à la société de biologie une note sur l'état des muscles et des nerfs du voile du palais dans un cas d'angine diphthérique, on ne possédait encore aucune donnée anatomo-pathologique sur les paralysies post-diphthériques. Les autopsies incomplètes faites sous les yeux de Trousseau et de Blache n'avaient rien fait découvrir qui donnât raison des symptômes de la maladie; mais M. Gubler, insistant sur la disposition anatomique des nerfs du voile du palais avait accordé une importance majeure à leur inflammation probable dans les paralysies de cet organe; il avait montré que les lésions des plans musculaires eux-mêmes ne suffisent pas à expliquer tous les troubles fonctionnels : l'anesthésie palatine réclamait une lésion des nerfs de la sensibilité. M. Maingault, après avoir professé tout d'abord la théorie des lésions locales dans la paralysie palatine, déclarait l'abandonner dans une séance de la société médicale (11 nov. 1860): «j'avais cru à la paralysie palatine par violence de l'inflammation; j'y ai renoncé.»

Deux ans après MM. Charcot et Vulpian venaient donner raison à la prédiction de M. Gubler et, lui fournissant la démonstration qu'il n'avait pu donner, prouver que la paralysie du voile n'est point purement dynamique, mais liée à des modifications de structure qui la révèlent nettement à l'anatomiste.

Guillory, 51 ans, passementière, cancer du col depuis un an, très-émaciée, profondément anémique. Fausses membranes à droite et à la luette, sans engorgement ganglionnaire ; fort peu de réaction fébrile ; cautérisations par le nitrate d'argent. Neuf jours après le début, voix nasonnée ; dix jours après, déglutition des liquides impossible ; ils passent par les fosses nasales. Le voile n'est ni flasque ni tombant, seulement il reste en grande partie immobile pendant la prononciation des voyelles *a*, *e*, et aussi dans la déglutition simulée. Toutes les parties, du reste, ne paraissent pas également affectées; ainsi, pendant la prononciation des voyelles *a*, *e*, il se produit une contraction assez manifeste des glosso-staphylins. Par l'électricité, les palato-staphylins et pharyngo-staphylins manifestent de très-légères contractions. Sensibilité générale partout normale; pas de traces de paralysie des membes; organes des sens intacts; pas d'albuminurie. (Application directe des pôles et faradisation sur le voile). Alimentation bientôt presque impossible. Un mois après, mort par hémorrhagie utérine, pleurésie et marasme.

A l'œil nu, muscles du voile plus pâles que normalement. Au microscope, la plupart ont conservé leurs caractères ordinaires. Vingt-quatre heures après la nécropsie, on voit assez manifestement les stries transversales. Çà et là, interposées aux fibres saines, sont des fibres plus ou moins remplies de granulations graisseuses. Les nerfs musculaires présentent des altérations remarquables; certaines fibres sont constituées par des tubes vides de matière médullaire. Sous le névrilemme, de distance en distance, on voit des corps granuleux, elliptiques, avec noyau; d'autres plus allongés, sans noyau; mais les filets altérés à ce degré sont rares; la plupart ne le sont que partiellement et sont composés de tubes de deux sortes, dont les uns ont une matière médullaire saine, les autres granuleuse et présentent de plus un semis de fines granulations graisseuses, soit entre les tubes, soit sous le névrilème commun. Enfin sous ce névrilème, on observe en quelques endroits des corps granuleux semblables à ceux de certains foyers de ramollissement cérébral. La membrane muqueuse est saine; çà et là un peu de granulations graisseuses. Il est possible que les filets nerveux, composés de tubes sains mêlés de tubes altérés, soient des tubes sensitifs sains et des tubes moteurs altérés.

On ne pourra certes objecter que cette lésion nerveuse ne fut que la suite de l'inertie musculaire, car, la malade étant morte au bout d'un mois, cette inertie ne fut évidemment pas d'assez longue durée; du reste, le voile fut, pendant ce temps, soumis à la faradisation.

Voilà donc un cas de névrite chronique, d'atrophie nerveuse, consécutive à une angine couenneuse des plus bénignes; il suit de là que la paralysie palatine peut être le fait d'une lésion des nerfs périphériques, et l'opinion des auteurs de l'observation semble même favorable à l'hypothèse d'un processus morbide capable de s'attaquer isolément à telle ou telle espèce de fibre nerveuse, épargnant les fibres sensitives, frappant de mort les fibres motrices.

Remarquons encore que malgré la dépression considérable de toutes les forces vitales du sujet, malgré l'anémie, la diathèse cancéreuse, la paralysie ne fut pas généralisée; la sensibilité générale, la motilité des membres restèrent intactes. Il y a plus d'un enseignement. dans cette observation remarquable de MM. Charcot et Vulpian.

La lésion nerveuse qui en est le point capital n'est plus aujourd'hui à l'état de fait unique : « L'un de nous, disent Lorain et Lépine, a pu récemment faire l'examen d'un cas semblable. »

Mais ce ne sont point seulement les nerfs palatins qui ont ainsi présenté les signes non équivoques d'une inflammation en rapport avec les accidents paralytiques. La paralysie palatine devenue une paralysie périphérique par lésion des troncs nerveux, une question se posait ausssitôt et tout naturellement à l'esprit : n'en serait-il pas de même des autres accidents ou de quelques-uns d'entre eux ? Mais l'examen microscopique des nerfs dans la paralysie diphthérique n'est que très-rarement pratiqué : il n'est pas même à notre connaissance que de semblables recherches aient été faites en dehors des cas que nous rapportons; en d'autres termes nous n'avons pu nous assurer que de semblables recherches aient donné des résultats négatifs. MM. Charcot et Vulpian eux-mêmes n'ont pas poussé leur examen au delà des nerfs palatins. Il est heureusement un fait qui répond à cette question que nous posions plus haut.

Ce fait est dû à M. H. Liouville, avec l'assentiment duquel nous le faisons connaître. Sur un sujet mort asphyxié dans le cours d'une paralysie post diphthérique, M. H. Liouville trouva les nerfs phréniques altérés à la façon des nerfs palatins de la femme Guillory; le degré de l'altération était seulement un peu moins avancé.

Nous apprécierons ailleurs l'importance de cette découverte au point de vue de la pathogénie des paralysies post diphthériques.

Enfin, en 1867, parut une relation nécropsique de L. Buhl, dont Bærwinkel a donné un compte rendu que nous traduisons littéralement :

« Il s'agit d'un homme de 45 ans qui, reçu à l'hôpital dans un état d'affaiblissement extrême et presque sans connaissance, y mourut peu de jours après. On trouva, dans le cerveau, de nombreux petits extravasats sanguins avec ramollissement périphérique; à leur point d'union, les racines postérieures et antérieures de la moelle, y compris les ganglions spinaux, avaient un volume presque double et étaient colorés en rouge sombre par des extravasats sanguins, lesquels offraient déjà les signes du ramollissement jaune. La cause de cet épanchement était une infiltration diphthérique des gaînes nerveuses, étendue aussi au tissu conjonctif interstitiel. C'est dans le segment lombaire que cette augmentation de volume avait atteint son plus haut degré : elle était moins accusée dans la région cervicale et encore moins dans le segment dorsal. La moelle était peu lésée; les troncs nerveux ne furent pas examinés. »

L. Buhl pense que ces altérations ne se produisent pas tout d'abord, qu'elles sont d'apparition tardive, et que, si on n'en possède pas plus d'exemples, la raison en est que les sujets atteints de diphthérie ont le plus souvent succombé avant d'être paralysés.

En 1868, dans son troisième article sur la diphthérie, Max Jaffé (de Hambourg) relata aussi cette observation de L. Buhl et se rallia même à la théorie que ce dernier édifia sur le résultat de sa nécropsie. « On peut croire aujourd'hui, dit-il, que l'infiltration diphthéritique détermine une altération spéciale du tissu conjonctif, étreint les faisceaux nerveux dans les gaînes desquelles elle s'est déposée..., qu'elle peut se propager au nerf vague, témoin le ralentissement considérable du pouls noté par les auteurs. » Cette lésion du pneumo-gastrique n'a encore été vue ni recherchée, du reste; celle du phrénique, en tout cas, n'est plus à démontrer, et nous enregistrons, à côté de celle de MM. Charcot et Vulpian, la découverte de M. H. Liouville.

CONCLUSIONS.

De cette étude des paralysies consécutives à la diphthérie, nous tirons les conclusions suivantes :

1° La fréquence relative des paralysies post diphthériques s'est montrée de 1/11 environ; elle a varié avec les épidémies. Dans la moitié des cas seulement, soit 1/22 par rapport au nombre des diphthéries, il y eut akinésie des membres.

2° Les diphthéries bénignes, comme les malignes, sont suivies de paralysies graves et étendues. Il y a souvent une disproportion considérable entre l'intensité et la généralisation des troubles nerveux, d'une part, et la bénignité de l'angine, sa courte durée, sa faible intensité, d'autre part.

3° La paralysie gutturale a rarement fait défaut. Le plus souvent elle naît dans la convalescence, après la disparition des accidents aigus de l'isthme du gosier; dans un quart des cas environ, toutefois, elle succède à l'angine, sans qu'on ait pu constater le retour du pharynx et du voile du palais à leurs fonctions normales. La paralysie gutturale s'est montrée quelquefois en rapport avec le siége des lésions inflammatoires.

4° Elle a succédé parfois à des diphthéries non angineuses.

5° Il n'est pas un seul muscle du corps, muscle lisse ou strié, il n'est pas un des départements de la sensibilité qui n'ait été frappé de dépression fonctionnelle. Le cœur lui-même ne fut pas respecté; mais l'intelligence resta toujours intacte; il n'y eut jamais de délire.

6° Quand il y a paralysie gutturale, c'est par elle que s'ouvre habituellement la scène; les troubles visuels paraissent généralement après elle, et simultanément ou après eux se déclarent les accidents du côté des membres. Mais cette paralysie gutturale un instant mise de côté, il ne reste, quoi qu'on ait pu dire, que des complexus paralytiques dont le siége, l'intensité, la marche et la durée sont soumis aux plus grandes variations : tantôt les accidents revêtent la forme de la paralysie générale progressive, tantôt l'aura paralytique se promène par tout le corps, rappelant les migrations de certaines paralysies hystériques, tantôt la paralysie se localise aux yeux, tantôt elle se limite à l'anus; tantôt elle respecte les membres, n'attaquant que le cœur ou les muscles respirateurs; tantôt enfin elle épargne la sensibilité; d'autres fois elle n'atteint que cette seule faculté. La marche de la paralysie paraît être fréquemment ascendante et progressive.

7° On constate une diminution fréquente de la contractilité électrique, mais on ne sait rien des mouvements réflexes.

8° L'apyrexie et l'absence de douleurs spinales sont la règle. On signale fréquemment, au début des accidents ou pendant leur durée, une augmentation de l'émaciation ; quelquefois même il est expressément noté que l'asthénie et l'anémie ne commencèrent à se manifester que du jour où parurent les phénomènes paralytiques.

9° La terminaison des accidents, lorsqu'elle n'est point mortelle, est presque toujours une guérison complète qui s'opère dans un espace de sept à huit mois au plus. La chronicité est excessivement rare. La disparition des accidents se fait généralement dans l'ordre inverse de leur apparition.

10° La mort n'est point une terminaison rare ; elle eut lieu dans 1/8 des cas environ, et fut le plus souvent subite. La mort par paralysie du cœur semble avoir été plus fréquente que la mort par paralysie du larynx ou des muscles de la respiration.

11° Les centres nerveux n'ont point laissé voir de lésions appréciables à l'œil nu. L'examen microscopique du système nerveux central et périphérique n'a été que fort rarement pratiqué. Dans les rares occasions où quelques nerfs furent examinés, ils parurent profondément lésés.

CHAPITRE II.

PARALYSIES CONSÉCUTIVES AUX ANGINES SIMPLES INFLAMMATOIRES.

Les angines simples, inflammatoires, herpétiques ou phlegmoneuses sont-elles parfois suivies de paralysies ? Il n'a jamais répugné à personne d'admettre qu'une inflammation de la muqueuse gutturale, *à fortiori* celle du tissu sous-muqueux, pût entraîner la paralysie des plans musculaires sous-jacents. L'atonie des lames musculeuses, après les inflammations des muqueuses ou des séreuses qui les revêtent, est un fait assez général : on conçoit aisément que certaines paralysies pharyngo-palatines en soient un cas particulier; il ne semble pas *à priori*, que, pour les produire, il faille absolument une inflammation spécifique. La science devait donc posséder et elle possède, en effet, des exemples de paralysies gutturales consécutives à des angines simples, inflammatoires; nous en avons réuni 26 cas.

Mais il y a plus : 16 fois la paralysie n'est point restée limitée à l'arrière-gorge ; comme après la diphthérie, elle s'est étendue à d'autres parties du corps.

« Dans quelques circonstances exceptionnelles, il est vrai, mais non douteuses, a dit M. G. Sée, il suffit d'une angine inflammatoire simple, d'une esquinancie avec ou sans abcès pour provoquer la série complète d'accidents attribués d'une manière trop absolue à la diphthérie. »

« Les angines franchement inflammatoires, a écrit M. Gubler, nous ont présenté toute la série des paralysies constatées dans la diphthérie et les autres maladies aiguës. »

Avec M. G. Sée, M. Colin reconnut l'existence des paralysies post-angineuses, généralisées, non diphthériques. Seul, M. Maingault refusa son adhésion; Trousseau ne l'avait jamais donnée d'une façon nette et péremptoire et écrivait encore, en 1860 : « Au milieu de toutes les manifestations diphthériques qui désolent Paris, je me demande si l'homme, qui, après une angine simple, vient à être affecté de paralysie, n'a pas été au préalable infecté de miasmes diphthériques. »

Voici l'exposé des faits que nous avons recueillis :

21 d'entre eux étaient épars dans la littérature médicale; les 5 autres n'avaient point encore été publiés.

1° et 2°. M. Maingault, dans sa thèse, cite deux cas de paralysie gutturale. consécutifs à des angines simples.

3° et 4° « J'ai observé cet accident sur moi-même en 1854, dit M. Gubler. Un ancien interne de l'hôpital Beaujon, M. le Dr Dayot, a été dans le même cas. »

5° M. le Dr Garnier a fourni un fait de cette espèce (Gubler, obs. 42.)

Refroidissement, malaise, fièvre, frissons. Angine, amygdales et voile gonflés; aucune concrétion blanche à la surface. Au cinquième jour, application de sangsues et tartre stibié en lavage.

Au septième jour, la fièvre tombe et la douleur de gorge s'apaise; le malade veut faire usage de la parole, mais la voix est nasillarde et inintelligible et persiste environ cinq jours.

Dans ce cas, la paralysie fut précoce et succéda sans aucun intervalle aux phénomènes aigus.

6° M. Hervieux, dans une séance de la Société médicale des hôpitaux, signala un cas de paralysie localisée du voile, suite d'amygdalite, chez un jeune homme de 17 ans. Il n'y eut ni fièvre, ni prostration des forces; le malade ne s'alita même pas.

Maçon, sujet aux amygdalites. La dernière dura six jours; on ne fit aucun traitement. Il resta du nasonnement et, un mois après, M. Hervieux constatait une difficulté notable de la déglutition, du nasonnement, une teinte framboisée de la luette, des piliers, de la moitié postérieure du voile, des amygdales et du fond de pharynx.

7° Observation 1 de M. Marquez (de Colmar).

Nasonnement, dysphagie, inertie dans les mouvements du voile, troubles qui s'étaient montrés pendant la période d'état.

8° On lit dans la thèse de Pératé :

» Nous avons observé aussi des cas de paralysie du voile étrangers à la diphthérie, une fois dans la convalescence d'une fièvre typhoïde grave, une autre fois à la suite « d'une simple angine. La paralysie a cédé d'elle-même. »

9° Dans la *Gazette des hôpitaux* (numéro du 3 janv. 1860), Trousseau rapporte qu'il fut mandé à l'hôtel du Louvre et y vit un homme de 50 ans qui, après une angine simple rhumatismale, avait éprouvé du nasonnement, de la difficulté d'avaler, de la paralysie du voile du palais.

10° et 11°. Angines phlegmoneuses suivies de paralysie palatine. Guérison (Obs. communiquée à M. Gubler par M. Gennequin, externe).

A. de G..., 26 ans, étudiant en médecine, passait la nuit du 8 au 9 décembre 1856 auprès d'un de ses amis atteint d'une piqûre anatomique; il fallut ouvrir plusieurs fois les fenêtres; c'était à l'époque des grandes gelées. A. de G... fut saisi par le froid et immédiatement se sentit pris à la gorge. Sa santé habituelle est bonne; presque tous les hivers il a une angine simple. En 1858, il a été atteint d'une angine tonsillaire qui l'a retenu dix jours au lit; la tuméfaction était énorme, la respiration très-difficile. On se décida à inciser les deux amygdales : il ne sortit que du sang; il guérit vite, mais conserva pendant quelques jours, à la suite de cette angine, une voix nasonnée. Quand il buvait, quelques gouttes de liquide lui revenaient par le nez. Ce phénomène disparut bientôt sans aucun traitement.

En décembre 1859, aprés cette nuit où il s'était refroidi, il sentit de la gêne dans la déglutition et un peu de douleur. Le tout alla en augmentant et le malade se mit au lit le surlendemain. Il avait de la fièvre et tous les phénomènes digestifs qui accompagnent ordinairement les angines phlegmoneuses. Un vomitif et des purgatifs soulagent un peu le malade; ce soulagement fut de courte durée. Bientôt difficulté extrême de la parole, respiration excessivement anxieuse, déglutition complétement impossible, insomnie, agitation. La gorge ne présentait pas la moindre trace de fausses membranes; un abcès se forme dans chaque amygdale. On les laissa s'ouvrir spontanément, après quoi le soulagement fut complet. Les abcès ouverts, le malade se gargarisant, s'aperçut qu'une partie du liquide repassait par les fosses nasales. A partir de ce jour le mieux fit des progrès; mais le malade ne put avaler que trois semaines après le début de la maladie. Il était très-pâle, très-amaigri. Une partie des liquides repassait par le nez; la voix était fortement nasonnée. Aliments demi-solides, régime fortifiant. A mesure que les forces revenaient, le malade remarquait que les boissons passaient de moins en moins par les fosses nasales; enfin il partit pour la campagne et, deux jours apres son départ, tout avait complétement disparu.

Il est à noter que dans ces deux derniers cas d'angine, la paralysie gutturale succéda aux phénomènes aigus sans qu'il y eût le moindre intervalle.

Dans quelques cas d'angine simple, la paralysie pharyngo-palatine s'accompagna de troubles visuels :

12° Observation 2 de Marquez (de Colmar).

Angine tonsillaire aigue. Convalescence. Le malade allait de mieux en mieux quand, subitement, il fut pris de presbytie avec amblyopie et douleurs sus-orbitaires. Il y eut un peu parésie du voile et le malade conserva longtemps une grande facilité de fatigue.

13° Observation 4 de Marquez. — Paralysie palatine, vue confuse et diplopie.

Marquez signale expressément l'importance de ces paralysies consécutives à des angines simples; elles infirment singulièrement, à son avis, la valeur d'un diagnostic rétrospectif de la diphthérie fondé sur les seuls phénomènes paralytiques et l'existence antérieure d'une angine.

Angine inflammatoire avec exsudat plastique sur l'amygdale droite et la moitié correspondante du voile du palais, ainsi que des piliers; guérison au bout de huit jours. Environ quinze jours après, paralysie complète du mouvement et du sentiment de la moitié droite du voile palatin et de ses piliers, incomplète de l'autre côté, laquelle ne disparaît qu'au bout de six semaines, troubles visuels concomitants. (Gubler, obs. 43).

Il y eut chez ce malade absence presque complète de symptômse généraux; les ganglions sous-maxillaires ne s'engorgèrent pas. Disons encore que c'est après une journée de fatigue excessive, chez un interne des hôpitaux, lequel l'attribua à un léger refroidissement et en fit lui-même la relation, que cette angine se déclara.

Une particularité intéressante de cette observation fut la prédominence accusée de la paralysie dans les régions occupées antérieurement par la phlegmasie. Nous avons déjà rencontré un pareil caractère dans les paralysies diphthériques et le retrouverons encore dans d'autres cas de paralysies consécutives aux angines simples inflammatoires.

Dans ces trois derniers cas, la vue fut confuse. Une fois Marquez cite de la presbytie (obs. 1). Le malade de l'observation 43 vit mieux de près que de loin pendant un certain temps, pour ne bien voir ensuite ni de près ni de loin. Il y eut de la diplopie dans l'observation 4 de Marquez.

Enfin, les paralysies gutturales généralisées elles-mêmes ne sont point l'apanage exclusif des angines diphthériques, mais se rencontrent aussi après les angines simples : M. Sée a rapporté plusieurs exemples de paralysies de cette espèce.

15° Une observation de M. Renouard (*Bulletin de la Société médicale* du 2e arrondissement).

16° Une paralysie chronique, suite d'amygdalite abcédée.

Jeune fille. En 1850, esquinancie qui dura quatre jours et se termina brusquement par l'évacuation de pus en quantité considérable. A la suite altération de la voix, déglutition des liquides presque impossible, puis, peu de temps après, faiblesse des membres. Au bout de dix ans, timbre nasonné de la voix; affaiblissement très-marqué de la sensibilité par la faradisation et de la force musculaire au dynamomètre (G. Sée, obs. 3).

« 17° J'ai observé, ajoute M. G. Sée, un fait à peu près analogue sur une domestique dont j'ai pu suivre la maladie depuis le premier jour : à la suite d'une angine simple, elle présenta des phénomènes de paralysie du voile avec faiblesse des membres inférieurs. »

18° Alexis Mayer a relaté le cas d'une de ses clientes qui, deux semaines après le début d'une angine tonsillaire simple sans la moindre trace de fausses membranes, présenta une paralysie complète du voile palatin, puis des symptômes généraux « considérés jusqu'ici comme conséquences exclusives des affections diphthériques. »

19° Trousseau, dans une séance de la Société médicale (14 novembre 1860), citait un fait de L. Gros, comme un cas de paralysie survenue après une diphthérie très-légère. M. L. Gros fit observer qu'il y avait eu seulement avant la paralysie une petite amygdalite sans la moindre gravité.

20° Casimir G., débardeur, 24 ans, santé anterieure parfaite.

Angine inflammatoire avec herpès guttural, suite de refroidissement; l'inflammation est plus marquée à gauche qu'à droite; gargarisme de décoction de guimauve et de pavot, additionnée d'eau de laurier-cerise; guérison en huit jours. Le malade reprend son travail : bientôt sa voix devient nasillarde; on constate une paralysie incomplète du voile du palais; luette déviée à droite; prédominance de la paralysie à gauche : le voile est resté sensible au contact. Quelque temps après la main droite s'engourdit et devient douloureuse, le lendemain les mêmes phénomènes se produisent dans la gauche. Quinze jours après, l'engourdissement et la faiblesse avaient gagné les pieds et les jambes. Deux mois après le début de l'angine il y a encore de la paralysie palatine. Pieds, mains, côté droit du visage engourdis; membres inférieurs faibles, marche vacillante. Bras affaiblis : au dynamomètre la main droite ne presse qu'avec une force de 20 kilogr., au lieu de 55 à 60; la gauche marque 21 kilogr. Quand le malade serre avec les mains, sensation de picotements d'aiguilles qui existe aussi dans les pieds. Sensation tactile un peu vague comme si la main était gantée. Analgésie profonde des quatre membres, surtout du bras droit.

Intelligence, miction et défécation intactes; anaphrodisie. Pas d'albuminurie. La vue se troubla en dernier lieu. Fer, quinquina, strychnine, bains sulfureux. Retour des forces. Quatre mois après le début de l'angine, la main droite marque 32 kilogr. au dynamomètre (Gubler, obs. 39).

Nous ne reviendrons pas sur la discussion à laquelle a donné lieu cette observation capitale de M. Gubler : l'étiologie de l'affection et la disparition spontanée des exsudations nous ont paru établir suffisamment la nature purement inflammatoire de l'angine; c'est un fait sur lequel on ne saurait trop insister qu'à la suite d'un excès de travail, le sujet de cette relation, ruisselant de sueur, fut saisi par le froid et, dès le soir, éprouva du malaise, du frisson et de la fièvre.

Faisons remarquer encore la prédominance de la paralysie gutturale du côté où la lésion inflammatoire avait été le plus marquée, le début de la paralysie des membres par les extrémités supérieures et l'apparition tardive des troubles de la vue.

21° Un fait de Péry (obs. 40 de Gubler), cas manifeste d'angine inflammatoire franche.

Il s'agit d'un domestique fort sujet aux angines qui, pendant un bal donné par son maître fut exposé à des alternatives de chaud et de froid, et dès le lendemain, ressentit du malaise. De l'alun en poudre fit disparaître les concrétions blanches qui se montrèrent dans le pharynx. Au dixième jour, il y avait déjà de la paralysie palatine et une grande faiblesse. Trois semaines plus tard, troubles visuels; un mois après, engourdissement et fourmillements dans les extrémités. L'amyosthénie est surtout marquée du côté droit. Sensibilité diminuée. Toniques, strychnine, bains sulfureux. Cinq mois après le début de l'angine, la guérison n'était pas complète.

22° Un fait signalé par M. Becquerel; le malade avait eu une amygdalite suppurée. MM. Gubler et Marquez citent sans plus de détails ce fait que M. Becquerel ne publia pas.

23° « Je possède de mon côté une observation concluante recueillie par un médecin distingué dans l'un des grands hôpitaux de Paris et que des motifs de discrétion m'empêchent également de communiquer. » (Gubler.)

Les trois observations suivantes nous ont été communiquées par M. Gubler.

24° Angine inflammatoire simple. Paralysie du voile du palais; troubles de la vue et du sentiment; légère amyosthénie des membres.

Jean Charay, 25 ans, maçon, entré le 11 juillet, salle Saint-Louis, n° 28, service de M. Gubler.

Constitution chétive, taille moyenne, teint un peu jaune. La mère est morte après une longue affection de poitrine. Bien portant dans son enfance; quatre ans auparavant, fièvre typhoïde. Au mois de janvier dernier, mal de gorge qui dura huit jours avec trois ou quatre jours de fièvre et pour lequel il ne consulta pas le médecin. Cette légère affection fut suivie d'un grand affaiblissement; il eut quelques syncopes dans les quinze jours qui la suivirent et dut garder la chambre pendant dix-huit jours. Depuis le mois de janvier il a eu à subir de nombreuses fatigues et beaucoup de chagrins. Le 4 mai il fut pris d'un nouveau mal de gorge qui dura trois jours environ avec un seul jour de fièvre. Cette seconde affection fut comme la première suivie d'un grand affaiblissement, il n'a pas pu travailler depuis. Une petite fille qu'il avait tomba malade sur ces entrefaites; il la veilla avec sa femme, l'enfant mourut dans le mois de juin. Vers le milieu de ce mois il s'aperçut qu'il nasonnait involontairement en parlant et qu'il rejetait les boissons par le nez quand il voulait avaler.

A son entrée la voix est toujours nasonnée; il y a des glandules hypertrophiées sur le fond du pharynx; le voile du palais est mobile, mais faiblement et s'élève peu pendant l'émission des sons graves. Bien que les fosses nasales soient parfaitement libres, il ne peut en se mouchant vider la narine gauche. Il est depuis quelque temps affaibli et marche moins bien que dans l'état de santé ordinaire; il ressent en marchant du picotement à la plante des pieds, le chatouillement n'y est pas perçu. Il ressent aussi dans les doigts un peu d'engourdissement et comme une sensation de meurtrissure, le cinquième doigt excepté; quand il saisit un objet il éprouve, dans la pulpe des doigts, une sensation douloureuse. Les érections sont très-rares et bien que le malade ne soit pas très-franc à cet égard, il est probable qu'il y a une notable dépression des forces génitales. La vue est un peu altérée; la pupille gauche est contractile sous l'influence de la lumière; mais la droite est très-peu mobile.

Le malade se plaint encore de douleurs à la base de la poitrine et d'un peu de toux, ainsi que de quelques douleurs dans les jambes. Diminution de la sonorité et râles sous-crépitants aux deux sommets en arrière.

Un vésicatoire est appliqué sur la région parotidienne gauche et on fait pénétrer, pendant trois jours, 2 centigr. de sulfate de strychnine par la méthode endermique. Le 20 juillet, l'amélioration dans la déglutition est prononcée; le voile se relève mieux. M. Gubler pratique avec un rhéophore allongé et terminé en olive, l'électrisation du voile. Le malade sent qu'il se tend pendant le passage du courant, et éprouve une sensation d'acidité aux dents. Le voile rougit manifestement en se contractant.

21 juillet. Déglutition parfaite, nasonnement toujours prononcé. Picotements dans les membres; froid aux pieds.—Bains sulfureux, vin de quinquina, julep gommeux.

1er août. Amélioration de plus en plus prononcée de la parole et des forces; il sort le 7 août en conservant un peu de douleur dans la poitrine. (Obs. recueillie par M. E. Fournier.)

La paralysie palatine ne survint dans ce cas qu'un mois environ après le début de l'angine.

25° Angine simple peu intense et rapidement résolue. Paralysie du voile du palais et engourdissement du bras droit.

Le 17 janvier 1863, Pauline Desfresne vient, accompagnée de son père et de sa mère, consulter M. Gubler. Elle est âgée de 16 ans, d'une bonne constitution et d'une bonne santé habituelle. Il y a quatorze jours, à la suite d'un refroidissement, elle a été prise d'un mal à la gorge. Fièvre, douleur dans les mouvements de déglutition, surtout à droite. L'angine fut, du reste, bénigne et le médecin ne constata ni couenne, ni dépôt blanchâtre. Trois jours après le début de l'angine, la malade se réveilla avec un nasonnement de la voix si prononcé, qu'il était bien difficile de comprendre ce qu'elle disait. En même temps les aliments et les boissons sortaient par les narines pendant la déglutition. Cette paralysie palatine a toujours été en diminuant jusqu'à aujourd'hui. La malade nasonne encore un peu, mais les aliments ne passent plus par les fosses nasales. La luette est déviée à gauche du côté où le voile du palais a été le moins enflammé. Pauline D... se plaint aussi d'une sensation de faiblesse et d'engourdissement dans le bras droit. M. Gubler assure à la malade qu'elle sera promptement rétablie et lui conseille de faire usage d'un régime fortifiant. (Observation recueillie par M. Polaillon.)

Ce fait est le troisième exemple de paralysie palatine localisée ou prédominante dans la moitié la plus enflammée du voile. Le début de l'accident fut précoce et le bras du même côté fut aussi frappé d'amyosthénie.

26° Angine phlegmoneuse. Paralysie gutturale généralisée consécutive.

Buisson (Paul), 17 ans, bijoutier, entré le 27 mai 1861, salle Saint-Louis, n° 3 (service de M. Gubler). Il se plaint de faiblesse générale et de symptômes nerveux divers. Ce malade est d'une corpulence et d'un développement musculaire extraordinaires pour son âge. Il a toujours joui d'une forte santé. A 14 ans il pesait 159 livres, s'il faut l'en croire. Ses occupations sont peu fatigantes, il jouit d'une certaine aisance et s'est toujours trouvé dans de bonnes conditions hygiéniques. Au dire de ses parents, il aurait eu le croup à 4 ans, et on aurait été sur le point de lui faire la trachéotomie. Il y a deux ans, aurait été atteint d'une angine couenneuse de quinze jours de durée.

Le 18 avril dernier, étant en transpiration, il prit un bitter frappé. La nuit même il éprouva de la fièvre, une grande agitation, et deux jours après survint un mal de gorge avec impossibilité d'avaler. On lui donna des gargarismes, et le huitième jour, M. Verneuil qui examina sa gorge n'aperçut aucune trace de fausse membrane, mais seulement une tuméfaction considérable de l'amygdale gauche, ainsi que du côté gauche du cou. La voix était nasonnée, les aliments revenaient par le nez et la fièvre continuait. La douleur alla aussi en augmentant et son médecin ordinaire lui prescrivit des préparations de belladone et de stramonium qui auraient momentanément causé de l'amblyopie. Le douzième jour on toucha le fond de la gorge avec un pinceau imbibé d'acide chlorhydrique, et le lendemain le malade était soulagé; il rendait de gros morceaux de matière dure, jaunâtre, du volume du bout des doigts. On lui dit qu'un abcès était ouvert. Les jours suivants il rendit en crachant une matière blanchâtre, qui venait du fond de la gorge et une substance plus foncée par le nez, laquelle était, dit-il, du sang coagulé. Cependant on ne renouvela pas la cautérisation. Depuis cette époque, tous les symptômes se sont amendés peu à peu; il reprit des forces, les aliments purent être avalés, le nasonnement diminua, et un mois après le début de la maladie Paul Buisson partait pour la campagne afin de se rétablir tout à fait.

Il y a six jours, c'est-à-dire le mardi 20 mai, en revenant d'une course dans la campagne, il s'est senti très-fatigué et a éprouvé du mal de tête. Il s'est couché après avoir pris un bain de pieds; le lendemain en se réveillant, il se sentit un engourdissement à la face, comme s'il avait eu un masque de plâtre, et cet engourdissement a bientôt passé à la jambe gauche, puis aux mains, puis à la jambe droite. En même temps survint un chatouillement laryngé et de la toux, de la faiblesse de la vue et une faiblesse générale qui fit de rapides progrès jusqu'au jour de son entrée à l'hôpital.

A cette époque, nous trouvons le malade dans l'état suivant : la face est d'une remarquable pâleur, l'embonpoint assez prononcé; les saillies musculaires sont à peine dessinées sur les membres; la peau du corps se montre partout d'une couleur blafarde et les chairs sont molles, les muqueuses décolorées. On constate au premier abord que la voix est tellement nasonnée, que l'articulation des sons est presque impossible et la parole à peine intelligible. Il se plaint surtout de ne pouvoir manger. Les aliments et surtout les boissons pris devant nous sont rendus par le nez tantôt immédiatement, tantôt après avoir séjourné un instant dans la première partie de l'œsophage. Quelquefois aussi l'aliment est rejeté par un véritable vomissement peu de temps après l'ingestion, phénomène que le malade attribue à la distension de l'estomac par des gaz. En effet, le ventre est assez développé et rend un son tympanique; les selles sont rares et non diarrhéiques. Depuis quelques jours la distension du ventre cause un sentiment de gêne et quelquefois d'étouffement. Lorsqu'on examine la gorge, on ne trouve plus trace de l'amygdale gauche qui a disparu par ulcération; celle du côté droit est intacte, mais volumineuse; la luette est un peu déviée du côté droit. Il n'y a pas d'engorgement ganglionnaire, la muqueuse est d'une rougeur normale sans trace de fausses membranes. Le malade rend par le nez une certaine quantité de mucosités jaunâtres, sans caractère spécial. La langue est nette et l'appétit conservé, mais il ne peut être complétement satisfait à cause de la dysphagie. Respiration normale, mais toux fatigante causée par une sensation de chatouillement au larynx. C'est une sorte d'expiration incomplète, peu énergique, rauque, qui ramène des mucosités dont une partie est expectorée, l'autre avalée. La percussion et l'auscultation font percevoir de la faiblesse de la respiration et de la diminution du son à la base. Pouls lent et dépressible. Bruit de souffle très-fort dans les carotides. Pas de palpitations, rien au cœur. Forces musculaires très-déprimées; c'est surtout aux jambes ue la faiblesse se fait sentir; le malade ne peut pas du tout se tenir debout, sans être soutenu; il ne peut faire un pas sans risquer de tomber, et pourtant, lorsqu'il est couché, les mouvements des membres inférieurs sont conservés et ne manquent pas d'une certaine énergie. Les bras aussi sont faibles, les efforts de pression de la main vite épuisés. Sensibilité surtout altérée au visage et à l'extrémité des membres. Le malade compare la sensation qu'il éprouve à celle que donnerait un masque ou un corps mou, interposé entre la peau et les objets environnants. Pas d'analgésie, mais les sensibilités du tact et de la température sont obtuses. Cette anesthésie, assez bien limitée au visage et aux mains, se prolonge sur les avant-bras, à gauche jusqu'au-dessus du coude; à droite au-dessous. De même la jambe gauche est anesthésiée jusqu'au-dessus du genou, à droite seulement jusqu'à l'articulation tibio-tarsienne. Contractilité électrique assez bien conservée; l'électricité produit de temps en temps des mouvements réflexes; en continuant l'application du courant pendant un moment, on finit par obtenir des contractions régulières. Quoique les membres soient recouverts d'une épaisse couche de graisse, les muscles ne paraissent pas atrophiés. L'obtusion de la sensibilité donne aux mouvements une grande incertitude. C'est ainsi qu'il lui est impossible de prendre une épingle avec le doigt ou de ramasser un sou sans faire des efforts et sans s'aider de la vue. Lorsqu'on lui fait faire quelques pas en le soutenant, il lance ses jambes en avant sans pouvoir coordonner ses mouvements; il ne sent pas le parquet sous ses pieds. L'anesthésie diminue un peu après l'application de l'électricité; elle augmente au contraire pendant la nuit et le matin, pour diminuer pendant la journée. Odorat, goût et ouïe conservés; mais la vue est considérablement affaiblie; les pupilles sont très-dilatées et à peine contractiles; il a de la peine à lever les yeux, les paupières sont un peu bouffies, il y a une presbytie très-marquée; il ne voit que les grosses lettres et en les éloignant des yeux. Ni céphalalgie, ni vertiges; mémoire et intelligence intactes. — Eau de Spa, julep, extrait de quinquina 4 grammes; côtelettes.

Pendant les premiers jours du séjour à l'hôpital, il n'y a point d'amélioration.

Le 29 mai, la sensibilité des bras et des jambes a paru revenir un peu sous l'influence de l'électricité.

Le 31 mai, il se sent beaucoup mieux et peut ramasser assez facilement son épingle devant nous. Les boissons ne reviennent plus par le nez; la lecture est plus facile.

1er juin. Il y a des oscillations très-fréquentes dans son état. Il se trouve plus engourdi le matin : toutefois cet engourdissement est limité aux pieds. Les extenseurs de la jambe se contractent bien sous l'influence de l'électricité, ceux de la droite mieux que ceux de la gauche. La main droite se contracte moins bien que celle du côté opposé. Les aliments sont encore vomis de temps en temps.

Le 6. La voix a perdu beaucoup de son nasonnement; le malade marche sans canne, mais l'engourdissement persiste toujours.

Le 10 juin. Il se plaint de la gorge ; le pharynx est un peu rouge; il y a des picotements dans le bout des doigts. La vue a repris sa portée ordinaire.

Le 16. La déviation de la luette a disparu, l'action de l'électricité subit des variations d'un jour à l'autre sans cause connue.

Le 18. Il y a eu hier soir une syncope légère pendant qu'il était debout; cependant les forces sont assez revenues pour que le malade puisse se promener dans la salle.

Le 22. Il y a encore eu de la céphalalgie et des étourdissements. Les désirs vénériens, qui avaient été complétement éteints, sont revenus ; érections et pollutions nocturnes. On prescrit du phosphate de fer.

On continue l'électricité et donne des bains sulfureux. Les forces du malade augmentent progressivement et lentement. Dès les premiers jours de juillet, la sensibilité est revenue aux membres inférieurs, et le malade y accuse de temps en temps des sensations de froid ou de chaud, non appréciables à la main.

10 juillet. Le malade quitte l'hôpital pour terminer sa convalescence à la campagne. Sa voix est parfaitement normale; les fonctions du voile du palais sont complétement rétablies. P. B. porte des fardeaux assez lourds, marche très-droit et reste longtemps debout sans fatigue. (Obs. recueillie par M. Durante).

Les traits intéressants de cette longue observation sont nombreux. On y voit les signes de la paralysie palatine, qui s'étaient d'abord montrés dans le cours de l'affection aiguë, pour se dissiper ensuite dans les premiers jours de la convalescence, reparaître subitement cinq semaines environ après le début de l'angine. — Cette dernière avait été plus intense à gauche qu'à droite : c'est du côté gauche que la paralysie palatine est le plus accusée et la luette est déviée à droite. Il y a plus : c'est encore sur les membres du côté gauche que l'anesthésie remonte le plus haut, et les extenseurs de la jambe droite se contractent mieux que ceux de la jambe gauche sous l'influence de l'électricité. Le siége de la paralysie du voile nous avait paru, dans plusieurs cas, être en relation avec le siége de la lésion inflammatoire : voilà que les accidents paralytiques des membres eux-mêmes semblent affecter un pareil rapport.

Notons encore l'anaphrodisie, les vomissements, la syncope et surtout les variations de la contractilité électrique.

Un autre phénomène mérite la peine d'être signalé : c'est l'énergie des mouvements des membres inférieurs dans le décubitus dorsal opposée à leur impuissance dans la station debout. En présence de ce contraste qui semble, aux termes de l'observation, avoir été sensiblement marqué, on songe à ces paraplégies de l'hydrorachis dont les variations, suivant la position du malade, s'expliquent par les déplacements correspondants du liquide.

Ce chiffre de 26 cas ne doit évidemment pas être comparé au chiffre total de nos paralysies post-diphthériques ; car, tandis que soixante-six de ces dernières ont été empruntées aux publications médicales anglaises et allemandes, il n'est pas une seule des observations de paralysie post-angineuse qui provienne de ces sources. A vrai dire, c'est en vain que nous en avons cherché dans quelques-unes des revues étrangères ; nous n'avons rencontré que cette phrase de Weber : « Parmi les centaines d'angines tonsillaires simples, herpétiques, ou angines de l'isthme simples, scarlatineuses et syphilitiques que j'ai observées pendant ou après la période aiguë, je n'ai pas vu un seul cas de troubles nerveux identiques à ceux de la diphthérie, tandis que mes cas de diphthérie m'ont donné 5 p. 100 de paralysies. » De ce résultat de nos efforts on est certainement en droit de conclure que les paralysies consécutives aux angines simples, inflammatoires, ont été en Angleterre et en Allemagne, comme en France, du reste, moins communes que les post-diphthériques; mais il faut songer aussi que nos recherches peuvent avoir été malheureuses où insuffisantes. D'un autre côté, c'est en France, non en Allemagne ni en Angleterre, qu'est née l'étude des paralysies con sécutives aux maladies aiguës, diphthérie, fièvre typhoïde et autres : on ne doit pas s'étonner, en conséquence, que l'observation y soit encore plus féconde.

Si l'on jette un coup d'œil d'ensemble sur ces 26 cas de paralysie, on constate que dans tous il y eut paralysie gutturale, que 15 fois cette paralysie pharyngo-palatine s'accompagna d'autres accidents paralytiques, que 12 fois l'amyosthénie s'étendit aux membres

Dans la plupart des cas, l'époque précise du début de cette paralysie gutturale n'est point déterminée : « Le malade, est-il rapporté, conserva de la dysphagie et du nasonnement; » ou encore : « A la suite de cette angine, il y eut de la paralysie palatine. » 2 fois, elle se déclara pendant la période d'état (obs. 7e et 25e). 6 fois seulement, il est spécialement mentionné qu'il s'écoula un intervalle entre la cessation des phénomènes aigus locaux et généraux et le début de la paralysie pharyngo-palatine (obs. 12e, 14e, 18e, 20e, 24e et 26e); dans ces six observations, on relate que la paralysie se généralisa, s'étendit à d'autres régions. Mais cette extension se montra aussi dans les obs. 13e, 16e, 17e et 21e, où l'époque du début de la paralysie gutturale n'est point exactement rapportée.

Quatre fois le siége de la paralysie gutturale se montra en rapport avec le siége de la lésion inflammatoire : ce rapport consista dans une prédominance de la paralysie du côté où l'inflammation avait été le plus intense (obs. 14e, 20e, 25e et 26e).

Dans 3 de ces cas, cette paralysie palatine ne parut que dans la convalescence confirmée; dans les 4 cas, elle fut accompagnée d'autres accidents paralytiques. 2 fois même (obs. 25e et 26e), c'est encore du côté où la lésion inflammatoire et la paralysie palatine avaient prédominé, que prédominèrent les troubles nerveux des membres. Toutefois, le rapport fut inverse dans l'observation 20e.

De la comparaison faite entre ce groupe des paralysies consécutives aux angines simples inflammatoires et celui des paralysies post-diphthériques, il ressort qu'au point de vue du siége, de la forme et de la marche des accidents, les deux groupes n'en font qu'un ; il n'y a lieu de les séparer qu'au point de vue étiologique; en sera-t-il de même au point de vue pathogénique?

CHAPITRE III.

PARALYSIES CONSÉCUTIVES AUX FIÈVRES TYPHIQUES.

La très-grande majorité des pathologistes anciens, dit Imbert-Gourbeyre, ont signalé les paralysies comme accidents des fièvres continues graves, et il en cite une longue liste où l'on remarque les noms de F. Hoffmann, Cullen, Klein, Bethke, Sauvages, Malouin. « J'ai vu la paralysie survenir dans le typhus et devenir mortelle avant que la maladie eût fini son cours, écrivait Ferriar en 1795. En général, les accidents paralytiques n'apparaissent qu'après la cessation de fièvre. »

Les thèses de Haller : le *Journal de médecine*, les *Mémoires de la Société royale de Médecine*, contiennent un certain nombre d'observations isolées dues à Campardon, Boucher, Mauduyt et publiées dans la seconde moitié du siècle dernier. La thèse de M. Robert contient des notions assez complètes sur l'historique de ces paralysies : nous ne répéterons pas ce qu'on y peut lire à cet égard. Des observations rapportées dans les auteurs, M. Robert conclut que la paraplégie, à savoir la forme qu'il a le plus spécialement étudiée, se montre habituellement dans la convalescence.

En 1861, M. Leudet publia des remarques sur les paralysies essentielles consécutives à la fièvre typhoïde : c'est par l'asthénie que

M. Leudet déclare comprendre la pathogénie du plus grand nombre de ces accidents; ce même travail contient une observation de paralysie ascendante aiguë dans la convalescence.

Nous avons recueilli et étudié 55 faits de paralysies consécutives aux fièvres typhiques : 50 succédèrent à la fièvre typhoïde, 5 au typhus pétéchial ; dans ce nombre n'entrent pas les cas de mort subite de la convalescence, attribués communément à la paralysie du cœur (Dieulafoy, Hayem, Laveran, Jacquot), ni les nombreuses parésies de l'accommodation des premiers jours de la convalescence.

De ces 55 cas, 21 appartiennent aux statistiques de l'hôpital militaire de Bourbonne-les-Bains. Lors d'un court séjour que nous fîmes en cette station thermale, après le siége de Toul, un médecin distingué de Bourbonne, M. le Dr Causard, chargé du service de l'électricité à l'hôpital militaire, attira notre attention sur les heureux effets du traitement combiné des eaux et de l'électricité dans les paralysies, suites de fièvres graves. Nous n'eûmes que le temps de prendre quelques notes à la hâte et de nous convaincre par la richesse de l'observation clinique dont on dispose en cette station de Bourbonne à l'égard de ces accidents consécutifs, qu'ils ne sont point, comme on l'a répété, des complications presque exceptionnelles dans la convalescence des maladies aiguës.

OBSERVATION Ire.

Fièvre typoïde adynamique. — Anasarque, puis paralysie incomplète. — Double hydrothorax. — Guérison.

30 ans, se levait depuis quelques jours, quand subitement œdème des membres inférieurs, puis en trois ou quatre jours anasarque. Ni douleurs lombaires, ni albuminurie. Fer, quinquina et vin. Au septième ou huitième jour paraplégie incomplète, station debout et marche impossibles, mouvements commandés exécutés avec difficulté dans le lit. Sensibilité obtuse. Au dixième jour double hydrothorax. Guérison après six semaines. (Jaccoud. Paraplégies et ataxie du mouvement.)

C'est là, d'après M. Jaccoud, un fait de paraplégie organique, et l'œdème rachidien eût certainement été appréciable et apprécié si le malade eût succombé.

A côté de cette paraplégie par hydrorachis, il faut placer un fait de Murchison, cité aussi par M. Jaccoud.

OBSERVATION II.

Paralysie générale. — Suite de typhus.

Cette paralysie générale se développa chez un convalescent de typhus qui était atteint depuis quelques jours d'anasarque et d'ascite légère. La paralysie persistait encore trois mois après, surtout dans les membres inférieurs. Guérison en quelques semaines sous l'influence des toniques.

OBSERVATION III.

Fièvre pétéchiale; dans la convalescence, paralysie ascendante généralisée. — Mort. Méningo-myélite suppurée.

Jeune soldat, récemment rétabli d'une fièvre pétéchiale; fut pris d'une douleur dans les vertèbres dorsales avec difficulté du mouvement des extrémités inférieures, rétention d'urine, défécation involontaire, débilité générale et émaciation. Pendant plusieurs mois, divers traitements sont inefficaces. La faiblesse des membres inférieurs devient une véritable paralysie, et bientôt les extrémités supérieures s'affectent de la même manière. La paralysie devint générale, et le malade, conservant ses facultés intellectuelles, mourut subitement.

A l'autopsie, le canal rachidien est inondé par une grande quantité de liquide sanieux. La moelle elle-même était en suppuration, dissoute et désorganisée à la partie inférieure du dos. Au-dessus de ce point elle était très-molle. Les membranes revêtant le prolongement rachidien, et le périoste qui tapisse le canal vertébral étaient détruits là où la moelle était altérée à un haut degré. Vertèbres et ligaments sains. (Observation empruntée à Brera par Abercrombie. — Robert, thèse de Paris, 1862.)

Cette méningo-myélite suppurée se déclara dans la convalescence. L'origine de l'altération peut-elle être rapportée à la période aiguë de la maladie? C'est une question que les détails trop peu explicites de l'observation ne permettent point de résoudre. Dans un fait rapporté par Crouzit, dans un autre dû à Ferriar, des lésions analogues de la moelle et du cerveau se manifestèrent dans le cours même de la maladie.

Chez le malade de Crouzit, les cordons antérieurs de la moelle étaient ramollis et désorganisés dans l'étendue de 3 pouces 1/2, les cordons postérieurs, légèrement altérés dans l'étendue de 1 pouce. Il y avait eu paraplégie complète, hyperesthésie et rétention d'urine. Le cas de Ferriar est celui d'un abcès cérébral dans le décours d'une fièvre typhoïde ou d'un typhus : il y eut hémiplégie.

M. Leudet, rapportant que M. Lebert et M. Hasse ont signalé des paralysies consécutives à la fièvre typhoïde, dit que le professeur de Gœttingue les rattache à une myélite. Graves les attribuait à une altération congestive de la moelle. Tous ces observateurs péchaient par excès de généralisation.

De ces faits de Brera, de Crouzit et de Ferriar, il faut rapprocher ceux que M. Beau a signalés sous le nom de paralysies générales aiguës (obs. 2, 3, 4 et 6 du Mémoire publié dans les *Arch. de médecine*, 1852). La période d'état de la maladie était terminée ou touchait à sa fin, quelquefois même le sujet était considéré comme convalescent, mais cette convalescence était des plus pénibles, lorsqu'il était pris du bégayement, du délire, de la fièvre et du tremblement caractéristiques, expliqués à l'autopsie par un ramollissement plus ou moins marqué de la substance corticale du cerveau, analogue à celui de la paralysie générale des aliénés. Longtemps avant, M. Piedagnel avait signalé les mêmes lésions chez les sujets qui succombaient dans le cours d'une violente fièvre ataxique.

De congestions rachidiennes évidentes, nous ne connaissons que les deux faits d'Ollivier et de Colliny.

OBSERVATION IV.

Paralysie ascendante aiguë. — Extension pendant six jours. — Guérison complète (Ollivier d'Angers.)

Desurmont (Eugène), 20 ans ; après soixante jours, la maladie déclinant depuis trente, et la guérison semblant complète, subitement engourdissement très-mar-

marqué des membres inférieurs qui fléchissent sous le malade. Paraplégie complète avec fourmillements jusqu'à l'épigastre rendant la sensibilité obtuse; douleur rachidienne accrue par les mouvements. Extension simultanée des douleurs à la région cervicale du rachis et des troubles sensitivo-moteurs aux membres supérieurs. Fièvre, insomnie, peau chaude, pouls fréquent et vomissements bilieux. Frictions ammoniacales et vésicatoires. Au troisième jour eschare au sacrum. Au sixième jour, diminution des accidents généraux et locaux. Disparition des accidents dans l'ordre inverse de leur apparition.

La soudaineté du début, la fièvre, l'ascension simultanée de la paralysie et des douleurs spinales, le peu de durée de l'affection, ne nous semblent explicables que par l'hypothèse d'une congestion active de la moelle. Telle fut, du reste, l'opinion d'Ollivier, lequel crut, en outre, à une exhalation séreuse et à la résorption progressive du liquide; telle fut aussi celle de M. Gubler. Mais quelle cause assigner à cette hyperémie? La discussion de ce point particulier trouvera sa place plus loin.

OBSERVATION V.

Fièvre typhoïde simple, longue et pénible; dans la convalescence paralysie pendan huit à seize jours; paralysie de la vessie et du rectum. — Guérison par traitement antiphlogistique.

Élisabeth Carp. 15 ans, non encore réglée. Constitution si robuste qu'on lui donnerait 18 à 20 ans. Un soir après le repas, douleur à la gorge, sentiment de strangulation et sensation d'un corps étranger comprimant la trachée. Quelque temps après (30 juillet) subitement, en voulant se lever, s'aperçut que le mouvement des extrémités inférieures était aboli. Sentiment de constriction à l'épigastre. Douleurs spinales à la région dorsale. Fourmillements dans les membres pelviens jusqu'à l'ombilic. Vessie et rectum paralysés. — Fièvre, saignées, sangsues à la vulve, ventouses scarifiées le long de l'épine. Amélioration graduelle. A parti du 8 août, les forces reparaissent. Le 29 sort guérie.

Cette paraplégie subite et passagère chez une fille sanguine, robuste et non encore réglée, est un exemple incontestable d'hyperémie rachidienne. La congestion, dans ce cas, serait restée limitée à la partie inférieure.

« Elle fut sans doute déterminée, dit Colliny, par un effort que faisait la nature pour l'apparition des règles ; peut-être aussi a-t-elle été provoquée par la fièvre typhoïde qui l'avait précédée. Un phénomène remarquable chez Elis. Carpentier, fut la douleur simulant une angine et la strangulation, et sa prompte cessation ; la congestion paraissait alors s'établir vers la partie supérieure de la moelle. Plus tard, elle eut son siége vers la portion lombaire. »

« Dans cette observation, ainsi que dans celle d'Ollivier, dit M. Jaccoud, l'histoire clinique démontre parfaitement l'existence d'une congestion méningo-spinale. »

OBSERVATION VI.

Fièvre typhoïde régulière. — Paralysie ascendante. — Douleurs lombaires irradiées. — Incontinence nocturne d'urine. — Fièvre. Phlegmatia alba dolens. — Persistance des accidents.

Aurore B..., 22 ans; chloro-anémique. Constitution médiocre. Boule hystérique depuis un an. Fièvre typhoïde régulière. Au dixième jour d'une convalescenee marquée par une très-grande faiblesse des membres inférieurs, de la constipation, de fréquentes et impérieuses envies d'uriner, vive frayeur non motivée, tremblement des jambes, mouvements convulsifs de tout le corps; la parésie devient une paraplégie complète du mouvement et de la sensibilité ; affaiblissement considérable de la contractilité musculaire, flexion et renversement des pieds sur leur bord interne; fourmillements entre cuir et chair du bassin aux genoux. Huit jours après, vives douleurs lombaires qui bientôt s'irradient en ceinture ; en même temps l'akinésie gagne les membres supérieurs et peu après se montre une incontinence nocturne d'urine. 25 octobre, phlegmatia alba dolens du membre inférieur gauche. En novembre, les fourmillements et l'anesthésie envahissent les membres supérieurs, en même temps que les douleurs lombaires s'irradient jusqu'au sommet de la région dorsale du rachis; un peu de fièvre s'allume l'après-midi. Au milieu de novembre, frissons, puis gonflement de la cuisse droite. Les douleurs rachidiennes sont comparées à des coups de couteau. Le 25 décembre, plus de deux mois et demi après le début du 4 octobre, aucune amélioration de la paralysie, douleurs en ceinture plus vives, contractilité électrique encore plus affaiblie, incontinence nocturne d'urine; mouvement fébrile nocturne ou vespéral; embonpoint et coloration rosée des téguments. (Robert, thèse 1862, obs. 2.)

L'existence d'une lésion médullaire chronique ne peut faire ici de doute pour personne. Elle est fondée sur l'intensité des douleurs rachidiennes, leurs irradiations, l'incontinence d'urine, la diminution considérable de la contractilité faradique, l'ascension simultanée des douleurs spinales et de la paralysie. Il est même certain que cette lésion prit naissance dans le cours de la maladie : elle s'aggrava dans la convalescence, peut-être sous l'influence de troubles vasculaires déterminés par une vive frayeur.

Cette jeune fille avait en outre, présenté, avant sa maladie, quelques accidents hystériques : il y avait là un terrain prédisposé.

OBSERVATION VII.

Fièvre typhoïde grave. — Paralysie surtout à gauche; douleurs lombaires; persistance des accidents.

18 ans; pas d'hystérie, hémorrhagies intestinales abondantes, convalescence après six semaines. Pendant près de deux mois, grande faiblesse des membres inférieurs allant s'améliorant. Constipation; envies fréquentes d'uriner. Après une chute, aggravation; fut bientôt forcée de garder le lit. Flexion permanente des jambes sur les cuisses; extension volontaire impossible. Extension des pieds, dont la pointe et la plante regardent en dedans. Le membre gauche paraît plus faible que le droit. Contractilité électrique très-faible; coloration bleuâtre des jambes et des pieds; chaleur absente jusqu'à 10 centimètres au-dessus des genoux. Pas de fourmillements; douleurs dans les cuisses, les hanches et les lombes. Deux mois plus tard, un peu d'amélioration dans la motilité; marche avec des béquilles. Anesthésie complète des jambes et des pieds. Fourmillements, légère anesthésie des cuisses; constipation et rétention d'urine; douleurs à l'épigastre et aux lombes, accrues par les mouvements et s'irradiant aux hanches. Dans les mois qui suivirent, un peu d'amélioration, surtout à droite. Mouvements volontaires impossibles à gauche. (Robert, *loc. cit.*, obs. 1.)

Il y a, entre cette observation et la précédente, une étroite analogie ; la différence consiste dans une moindre extension de la paralysie correspondant précisément à la fièvre la plus grave ; en revanche, c'est sur le terrain hystérique que se fit l'envahissement le plus considérable.

OBSERVATION VIII.

Fièvre typhoïde à forme ataxique. — Paralysie avec atrophie marquée surtout à gauche.

Pierre (Alphonse), cavalier de remonte, 38 ans. Fièvre typhoïde à forme ataxique prise à Varna en 1854. A la suite et progressivement survint une impuissance motrice des membres inférieurs. En 1858, à l'hôpital militaire de Bourbonne-les-Bains, on constate une atrophie considérable des membres inférieurs, surtout du côté gauche où la paralysie du mouvement et du sentiment est presque complète. Rétraction permanente des orteils de ce côté; douleurs lombaires. La paralysie du rectum et de la vessie tend à disparaître. 62 bains, 62 douches. Electricité. Le membre droit a repris de la vigueur; même faiblesse à gauche.

OBSERVATION IX.

Fièvre typhoïde très-grave, grand amaigrissement, paralysie des extenseurs des orteils et releveurs du pied gauche; mort. (Surmay, *Arch. de méd.* 5, 1865, obs. 3).

22 ans, un matin, après dix jours de convalescence, gonflement et douleurs de quelques articulations, poignet et genou gauches, articulation temporo-maxillaire droite; paralysie complète des muscles extenseurs des orteils et releveurs du pied gauche, quoique les articulations fussent saines. Arrêt de la convalescence, perte de l'appétit, amaigrissement rapide, eschares, abcès, mort. Il n'y eut pas d'autopsie.

OBSERVATION X.

Fièvre typhoïde grave. — Hémiplégie subite, passagère. — Guérison complète. (Colin.)

« Je viens d'observer récemment chez le nommé Lefèvre, maréchal des logis au 2e dragons, une hémiplégie dans la convalescence d'une fièvre typhoïde grave; l'hémiplégie fut subite, dura quinze jours et céda rapidement à l'électricité. »

OBSERVATION XI.

Fièvre typhoïde. — Hémiplégie incomplète. — Guérison rapide. (Pomme).

Ornan, 35 ans, chirurgien à Lyon, tempérament sanguin et robuste. En mai 1861, fièvre putride et inflammatoire. « Dans la convalescence, il fut saisi out à coup d'une hémiplégie incomplète du côté droit. Son bras et sa jambe furen d'abord engourdis, son œil éraillé par la contraction des deux paupières et la bouche resta dans un état convulsif. » Bains tièdes ; en peu de jours ces symptômes disparurent.

Ces deux hémiplégies se déclarèrent subitement et furent passagères ; les accidents furent durables dans les observations qui suivent.

OBSERVATION XII.

Fièvre typhoïde avec symptômes cérébraux. — Hémiplégie alterne du mouvement. — Hémiplégie gauche de la sensibilité. — Amélioration considérable. (Hôpital militaire de Bourbonne-les-Bains.)

Comte, 9e cuirassiers, 26 ans, sanguin, robuste, malade depuis six mois, entre à l'hôpital de Bourbonne en juillet 1856. Au mois de janvier, fièvre typhoïde qui dura un mois environ. Symptômes cérébraux marqués, délire, convulsions, etc. En sortant de l'hôpital, il éprouva un peu de faiblesse dans toute la moitié gauche du corps, faiblesse qui alla augmentant progressivement et le força d'entrer à l'hôpital dans un état d'hémiplégie complète de la motilité et de la sensibilité. Il n'y avait rien eu d'instantané dans le début de ces symptômes, fait important. La sensibilité fut aussi abolie, ou au moins fort engourdie dans le côté gauche de la face et conservée à droite, en même temps que le malade observait de la faiblesse dans les mouvements du côté droit de la face, des joues, des lèvres de ce côté.

Frictions de neige sur le côté paralysé ; une saignée, parce que le malade éprouvait de la pesanteur de tête, des étourdissements quand il la baissait ou l'élevait ; purgatifs. Ce traitement fut suivi d'une légère amélioration et le sujet envoyé à Bourbonne.

Entrée : face vultueuse, difficulté de la parole, observée habituellement chez les apoplectiques. Aucun affaiblissement du moral. Les membres gauches sont privés d'une grande partie de leurs mouvements. Marche traînante. La main gauche est pendante et soutenue par la droite, les doigts peu mobiles, les membres légèrement œdématiés. Sensibilité obtuse dans tout le côté gauche du corps. Le côté gauche de la face a ses mouvements, se contracte ; mais la sensibilité cutanée y est fortement diminuée. Quand le malade siffle, la commissure gauche entraîne celle de droite ; la moitié gauche des lèvres se contracte ; l'air expulsé s'échappe à droite et la joue droite est soulevée. La langue se porte à droite et est souvent mordue par les dents de ce côté. La salive, mal retenue à droite, tombe facilement sur les lèvres et le menton du malade. L'orbiculaire droit et le droit externe sont particulièrement paralysés. Strabisme convergent et occlusion incomplète des paupières, avec élévation forcée de la paupière supérieure et épiphora léger.

42 bains, 42 douches à plein canal. Electricité. 90 verres d'eau. Amélioration extrêmement remarquable, marche facilement et sans canne. Le bras et la main ont repris la plus grande partie de leurs mouvements. La jambe traîne encore un peu. La santé est rétablie. Le côté droit de la face a repris une partie de sa tonicité. Diminution du strabisme; la parole est beaucoup plus facile.

La lésion siégeait à droite, en un point tel que le trajet périphérique du facial et celui de l'oculo moteur externe pussent être atteints. L'invasion lente et progressive de la paralysie n'est point favorable à l'hypothèse d'une hémorrhagie, mais plutôt à celle d'un processus inflammatoire lent qui n'aboutit pas à la destruction complète des éléments nerveux.

OBSERVATION XIII.

Fièvre typhoïde à forme encéphalique. — Hémiplégie incomplète. (Hôpital militaire de Bourbonne-les-Bains.)

Hesse (Michel), 43e de ligne, 24 ans, malade depuis dix-sept mois. A la suite d'une fièvre typhoïde à forme encéphalique contractée à Toulon en septembre 1854, se présenta une hémiplégie incomplète. Il était bien portant auparavant. Parole difficile, mais intelligible; miction difficile; membres d'aspect normal; il ne sort qu'avec une amélioration légère dans les mouvements du bras. — 35 bains et 10 douches, 40 verres.

OBSERVATION XIV.

Wilhelm, 1er régiment d'infanterie de marine. 23 ans, hémiplégie droite datant de un an, dans la convalescence d'une fièvre typhoïde. (Hôp. mil. de Bourb.-les-Bains, année 1868, 2e saison).

Il est regrettable que ces deux observations soient si incomplètes ; on n'en peut tirer que ces deux conclusions : les accidents ont paru dans la convalescence, de même que dans les trois cas précédents; ils ont été durables et rebelles.

OBSERVATION XV.

Typhus d'Orient. — Hémiplégie droite avec complication de fréquents accès épileptiformes; amblyopie. (Hôpital de Bourbonne-les-Bains, 1857.)

Laurent (Henry), 94e de ligne, 23 ans; hémiplégie droite avec complication de fréquents accès épileptiformes, affection qui a succédé au typhus d'Orient.

A l'entrée hémiplégie droite, paralysie presque complète du mouvement et du sentiment du bras droit. Légère déviation de la face à gauche; vision diminuée, dilatation des pupilles. Le membre inférieur est à peu près sain; amaigrissement et pâleur générale. Intelligence telle qu'on ne peut avoir de lui aucun renseignement; parole difficile, bon appétit; accès courts, sans écume à la bouche; insensibilité générale; convulsions toniques; pas de cyanose, pas de difficulté de la respiration, ni de flexion du pouce; se renouvellent plusieurs fois par jour. Les eaux font augmenter les accès d'intensité et de fréquence; on renvoie le malade.

Il est évident que ce n'est point dans le groupe des paralysies essentielles qu'on peut être tenté de placer cette paralysie; les accès épileptiformes étaient dus sans doute à des poussées congestives analogues à celles qu'on observe dans le cas de tumeurs cérébrales.

Ces cas d'hémiplégie, dont 5 ont paru chez des militaires, ne sont pas les seuls qu'on puisse rapporter à la fièvre typhoïde ou au typhus. Mais nous ne saurions affirmer que, dans les cas qui vont suivre, la paralysie n'ait pas éclaté dans le cours de l'affection aiguë.

OBSERVATION XVI.

Typhus. — Hémiplégie gauche incomplète. — Amélioration au bout de deux ans. (Hôpital militaire de Bourbonne-les-Bains, 1858.)

Parisot (Chr.), 19e de ligne, 28 ans, forte constitution. Hémiplégie gauche suite de typhus, paralysie incomplète du mouvement; sensibilité émoussée; un peu d'amaigrissement du bras gauche. Invasion il y a deux ans. Traitement antérieur: strychnine, électricité. Le malade se plaint seulement de faiblesse et d'incertitude dns les mouvements. Il est en voie de guérison et est sorti très-amélioré.

OBSERVATION XVII.

Typhus d'Orient. — Hémiplégie gauche. — Après un an pas d'amélioration. (Hôpital militaire de Bourbonne-les-Bains, 1857.)

Karpe (Jean), 1er régiment d'artillerie, 25 ans, sanguin et robuste; faiblesse et engourdissement des extrémités supérieure et inférieure gauches, restes d'une hémiplégie déterminée par le typhus d'Orient, invasion en août 1856, il y a neuf mois. Long traitement au Val-de-Grâce. A l'entrée, hémiplégie gauche, demi-flexion permanente de la main; mouvements obscurs de l'épaule. Le membre pelvien a des mouvements plus étendus; peau de la main presque insensible; sensibilité moinsobtuse de la main à l'épaule; anesthésie du membre inférieur moins prononcée; rien du côté de l'intelligence; contractilité électrique normale. A la sortie, nulle amélioration. 37 bains, 34 douches, 50 verres.

Un enfant de troupe, scrofuleux, Schauer présenta aussi des accidents hémiplégiques consécutifs à une fièvre typhoïde. Le fait est signalé sans plus de détails dans les statistiques de l'année 1858.

OBSERVATION XVIII.

Fièvre typhoïde bénigne. — Amélioration considérable. (Bernard, thèse de Paris, 1859).

Eugénie V..., 40 ans; fièvre typhoïde bénigne. En était arrivée jusque vers le 3e septénaire sans rien d'anormal. C'est alors que pour la première fois la malade commença à ressentir de l'engourdissement, des fourmillements et une sensation de froid dans les membres inférieurs. Dès ce moment, c'est à peine si elle avait conscience des épingles qu'on lui enfonçait dans la peau. Trois jours après, paraplégie complète, puis paralysie du sphincter anal. Rien du côté de la colonne vertébrale m'explique la paralysie. L'immobilité et le défaut de vitalité des tissus font naître d'énormes eschares au sacrum et au grand trochanter; souffrances atroces, progrès de l'amaigrissement. Bains sulfureux, frictions excitantes, aromatiques, noix vomique, fer, quinquina. En deux mois les eschares disparaissent, mais la paralysie persiste. Ce n'est qu'après le troisième mois que la malade peut faire le tour du lit en saisissant les rideaux pour point d'appui. La paralysie anale disparut complétement. Vers la fin du quatrième mois, la malade marchait avec un bâton.

Le développement des eschares est en faveur d'une lésion rachidienne. D'un autre côté, il est dit que la région spinale ne présentait rien d'anormal et la paralysie semble n'avoir pas été trop tenace. Faut-il admettre que, d'abord légère, elle a été aggravée par une propagation au rachis de l'inflammation due aux eschares? Cette propagation n'est point rare. M. Proust a même démontré que les eschares du sacrum déterminent quelquefois des suppurations, lesquelles fusent par les trous sacrés dans le canal rachidien, en présentant à la Société anatomique (janvier 1860) une gaîne des nerfs de la queue de cheval enflammée dans de semblables conditions et renfermant du pus.

M. Gull s'appuya sur ces faits pour émettre son hypothèse d'une propagation de l'inflammation pharyngée à la partie supérieure de la moelle dans les paralysies post-diphthériques. Mais rien ne permet d'affirmer l'existence de cette propagation dans l'obs. 28.

OBSERVATION XIX.

Fièvre typhoïde, diète sévère. — Paraplégie avec atrophie musculaire. (Observation communiquée par M. le professeur Gubler; malade de M. le Dr Mauvezin.)

Jeune fille de 14 ans; il y a sept mois a eu une fièvre typhoïde, sans symptômes prédominants, pendant laquelle on lui fit observer une diète sévère. Eschare au sacrum. Appelé au septième jour, M. Mauvezin éprouva de grandes difficultés à alimenter la malade, laquelle était dans un état d'émaciation extrême et poussait continuellement des cris plaintifs; toutefois il y parvint, et après quelques semaines elle entrait en pleine convalescence. Mais, dès qu'elle put se lever, on constata un affaiblissement considérable des extrémités inférieures.

État actuel : « Eut une fois ses règles depuis sa fièvre typhoïde; reste maigre quoique d'un assez bon appétit. Paraplégie ne lui permettant pas de se soutenir sur ses jambes même avec l'aide de bras supportant les épaules. Cependant elle fait exécuter à ses membres inférieurs des mouvements en avant et en arrière parce que les muscles qui attachent le membre au bassin fonctionnent. Ceux des cuisses ne sont pas non plus tout à fait inertes. Mais la motricité paraît complétement abolie dans les jambes et les pieds, surtout dans les extenseurs. Sensibilité assez bien conservée, un peu morbide en ce sens que la pression est plus douloureuse au niveau du tibia qu'à l'état sain. Empâtement œdémateux au tiers inférieur de la jambe. Couche énorme de tissu adipeux sous-cutané. Masses musculaires très-réduites; apparence amaigrie des jambes malgré la graisse. Teinte bleuâtre. Température très-basse. Jambes et pieds paraissant glacés, tandis que le reste du corps, à partir des genoux, est normal sous ce rapport. Les jambes restent invinciblement un peu fléchies, par suite de la rétraction des muscles de la patte d'oie et du bord interne du jarret, qui sont tendus comme une corde. Article fémoro-tibial sain. Dans la région sacrée, une cicatrice amincie, blanchâtre, de la largeur d'une pièce de 1 à 2 fr., sous laquelle on sent comme l'os à nu. C'est probablement de là qu'est partie l'inflammation pour atteindre la queue de cheval. Garde-robes et urines difficiles à retenir, quand le besoin est impérieux. Cependant il n'y a pas d'écoulement involontaire. Hypoglobulie. Palpitations. Souffle léger au premier temps. État nerveux. Pusillanimité.

Massage, baume Opodeldoch; lavage avec alcool. Électricité continue (l'autre s'est montrée insuffisante). Caléfaction, flanelles, vapeurs de benjoin, sable chaud.

Action de la chaleur rouge rayonnante à l'aide de braise incandescente promenée à distance convenable.

L'atrophie musculaire témoigne-t-elle ici d'une lésion de la moelle? Cette prétendue lésion a été attribuée à une propagation de l'inflammation due à l'eschare : dans le cas particulier il est difficile, au moins, d'être assuré du fait.

OBSERVATION XX.

Fièvre muqueuse légère. — Paralysie des muscles releveurs des pieds. — Guérison, puis rechute sous l'influence d'une coqueluche. (Surmay, Arch. de méd., t. V; 1865, p. 678; Obs. 2.)

Enfant de 5 ans, fièvre muqueuse légère. Convalescence simple et facile. Quelque temps après se tenait mal sur les pieds, marchait mal; affaiblissement sensible des releveurs des pieds; la marche redevint presque normale. Quatre mois après, une coqueluche de deux mois laissait la malade maigre et affaiblie et la paralysie reparut plus forte; paralysie presque complète des releveurs, des adducteurs des pieds et des muscles moteurs des orteils; marche encore quelques mois après sur ses malléoles externes.

M. Surmay voit dans ce fait une lésion matérielle évidente. Cette observation serait-elle un exemple d'un travail pathologique dév loppé sous l'influence d'une maladie aiguë et depuis quelque temps éteint, se réveillant sous le coup d'une autre affection aiguë?

Les troubles de la motilité sont quelquefois limités à un seul membre. Kennedy fait mention de semblables cas et il cite celui de Walter Scott qui conserva de la claudication toute sa vie.

MM. Debout et Duourd ont publié dans le Bulletin de thérapeutique (t. XXXI et XXXII, p. 446 et 391) deux observations de paralysies limitées à la jambe gauche.

OBSERVATION XXI.

Fièvre typhoïde ataxo-adynamique; paralysie et anesthésie de la jambe gauche; terminaison inconnue. (E. Debout.)

Destre, 11 ans. Sueurs abondantes à la fin du quatrième septénaire. La convalescence franche, nette, s'établit; mais bientôt on s'aperçoit que le petit malade traîne la jambe en marchant; celle-ci est examinée : la sensibilité de la peau qui recouvre le pied est complétement abolie; paralysie complète des muscles extenseurs du pied; ce dernier obéit aux mouvements imprimés comme une masse inerte et sans vie; strychnine, frictions excitantes vaines.

OBSERVATION XXII.

Fièvre typhoïde à début grave; paralysie de la jambe gauche sans anesthésie; atrophie; amélioration deux ans après (Duourd).

Hoybel (Alex.), 18 ans, sellier. Fièvre typhoïde de trois semaines : entra en convalescence et fut porté dans un grand état de faiblesse à la campagne; quinze jours après, le médecin fut prévenu qu'il ne pouvait se tenir debout, parce que sa jambe gauche était tout à fait inerte et ne pouvait le supporter, il tombait. Le mouvement seul était aboli, mais dans toute la longueur. Douleurs articulaires vives à la hanche, au genou et au pied. Les parents assurent qu'il n'avait fai aucune chute et que cette paralysie datait du moment de sa convalescence. Bains, frictions, vésicatoires, strychnine. Un an après, la circonférence du membre droit avait 4 à 5 centimètres de plus que celle du gauche. Le bégaiement antérieur à la maladie a beaucoup augmenté; mais la santé générale est meilleure; amélioration graduelle deux ans après.

Deux malades de l'hôpital militaire de Bourbonne présentèrent l'un une semi-paralysie des avant-bras et de la langue, l'autre une semi-paralysie du bras droit et de la jambe gauche. Il y eut une grande amélioration, puis guérison l'année suivante par le traitement combiné des eaux et de l'électricité.

Dans les deux observations qui suivent, la paraplégie fut complète, ces accidents durèrent plusieurs mois, et la guérison n'en eut pas moins lieu comme dans les cas de paralysie post-diphthérique. La petite malade de Kennedy n'avait rien présenté pendant la fièvre typhoïde qui pût faire songer à des localisations rachidiennes. Au contraire il y eut chez la malade de M. le professeur Hirtz des symptômes d'ataxie cérébrale et spinale très-marqués : il est donc permis de croire que les désordres vasculaires qui accompagnèrent et peut-être même produisirent ces accidents, altérèrent d'une manière quelque peu durable la substance nerveuse ; la régression des processus morbides de la névroglie ne semble pas plus difficile à comprendre, du reste, que tant d'autres régressions incontestées.

OBSERVATION XXIII.

Fièvre typhoïde de cinq semaines. — Paraplégie complète ; après sept mois, guérison (Kennedy, Arch. de méd. Juillet, 1860 ; Obs. 5).

Petite fille de 6 ans. La fièvre dura plus de cinq semaines, et huit jours après elle était assez bien pour qu'on lui permît de quitter le lit. Ce fut alors seulement qu'on s'aperçut qu'elle avait perdu le mouvement des membres inférieurs. Ils étaient flasques et fléchissaient sous elle, dès qu'on voulait la mettre sur ses pieds ; elle ne pouvait les mouvoir dans aucune position ; cet état dura sept mois ; la santé générale était devenue excellente. A cette époque et sous l'influence du traitement (bains tièdes, frictions, altérants, puis toniques), elle recouvra peu à peu l'usage de ses membres ; c'est toujours un enfant délicat.

L'origine des accidents doit-elle être rapportée au décours de l'affection aiguë ou au début de la convalescence ? En d'autres termes faut-il admettre une localisation de l'affection primitive ou ne considérer qu'une paralysie née dans la convalescence ? C'est une question qui se présente à chaque fois que la paralysie n'est découverte qu'au moment où pour la première fois le malade veut se lever.

OBSERVATION XXIV.

Fièvre typhoïde à forme cérébro-spinale. — Paraplégie consécutive ; anesthésie partielle. — Vessie et rectum intacts. — Guérison. (Obs. communiquée par M. le professeur Hirtz.).

Mme S..., 38 ans, constitution sanguine nerveuse; quelques antécédents de somnambulisme; est prise vers la fin de l'hiver 1857 d'une fièvre typhoïde qui s'aggrave rapidement vers le second septénaire. Délire, spasmes musculaires; rigidité des extrémités alternant avec de légers mouvements convulsifs, trismus, ballonnement, diarrhée involontaire, rétention d'urine, fuliginosités, pouls fréquent, respiration haletante (ataxie cérébrale et spinale).

La gravité des manifestations morbides se maintient jusqu'à la fin du troisième septénaire; puis graduellement, mais très-lentement, l'amélioration et finalement la convalescence s'établissent.

Au début de celle-ci, la malade peut se lever, mais se soutient difficilement sur ses extrémités inférieures qui tremblent et bientôt se dérobent sous son poids. Bientôt la station devient impossible et finalement le mouvement involontaire se réduit à quelques contractions fibrillaires. Une anesthésie partielle avec abolition des mouvements réflexes complète les phénomènes paralytiques qui sont bornés strictement aux extrémités inférieures, sans comprendre ni la vessie ni le rectum. En même temps, les cheveux tombent par masses et la calvitie est presque complète. Après deux mois, persistance du même état, malgré l'emploi successif des bains tièdes simples et alcalins, malgré l'électricité et le massage renforcés par l'emploi intérieur de la noix vomique et de la strychnine. La face est beaucoup plus ridée que ne le comporte l'âge de la malade, et ses cheveux, brun foncé avant la maladie, repoussent maintenant en couleur grise.

La saison d'été étant survenue dans l'intervalle, on put songer à l'emploi d'un traitement thermal, et sur l'avis conforme de M. Andral, la malade fut conduite à Bourbonne-les-Bains où, sous la direction de M. le Dr Cabrol, elle fut soumise aux douches, aux bains et à l'électricité.

Pendant un séjour de six semaines et quelque temps encore après son retour, le progrès, quoique réel, fut peu accentué, mais bientôt après la fonction musculaire reprit graduellement son énergie, et au bout de six nouvelles semaines, la malade recouvra la totalité de ses mouvements. En même temps reparurent les autres attributs de sa santé primitive et notamment la coloration brune de ses cheveux. La guérison ne s'est jamais démentie.

Certes on ne peut se défendre, en raison de l'apyrexie, de l'absence de douleurs lombaires et de la terminaison favorable, de mettre ces deux paraplégies (observations 23 et 24) en regard des paraplégies post-diphthéritiques. Mais reconnaissent-elles le même processus pathogénique? Nous ne saurions encore résoudre cette question. Notons seulement la forme cérébro-spinale de l'affection aiguë chez Mme S... en même temps que la perversion profonde de la nutrition, démontrée chez elle par les rides de la face et la perte de la couleur des cheveux.

OBSERVATION XXV.

«J'ai vu sur une jeune fille de 18 ans un bel exemple de paraplégie complète qui a succédé à une fièvre typhoïde et a fini par disparaître complétement, après avoir duré plus de dix-huit mois.» (Rilliet; *Gazette médicale de Paris* 1851, p. 705.

Nous avons encore relevé dans les registres de l'hôpital de Bourbonne, 8 autres cas de paraplégie consécutive à la fièvre typhoïde; 4 malades guérirent après douze ou quinze mois par l'usage combiné des eaux et de l'électricité. Les trois autres cas n'étaient que signalés. Un soldat du 43e de ligne, Booryck (Théophile), était paraplégique et sourd-muet.

OBSERVATION XXVI.

Tremblement des mains et des jambes consécutifs à une fièvre typhoïde. (Hôp. de Bourbonne. Ann. 1855, 2e saison.)

Fourrier (Auguste), 1er régiment de ligne, 23 ans. Constitution médiocre. Malade depuis quinze mois. A l'entrée, 15 juillet, tremblement très-notable des deux mains et des jambes, quand ces parties ne sont pas appuyées. La main droite surtout est agitée de mouvements oscillatoires tels qu'il porte difficilement les aliments et les boissons à la bouche. Marche un peu vacillante. Facultés intellectuelles intactes. La tête présente aussi de temps à autre un très-léger tremblement. C'est à Lyon, après une fièvre typhoïde de trente jours, qu'il constata ce tremblement.

50 bains, 45 douches, 100 verres, 6 séances d'électricité. Guérison complète : l'électricité a produit des effets immédiats remarquables.

OBSERVATION XXVII.

Fièvre typhoïde. — Paraplégie; affaiblissement des bras; amblyopie. (Hôp. mil. de B. les Bains. Ann. 1867.)

Rollin (Léon), 13e d'artillerie, brigadier, 25 ans, lymphatico-sanguin. Constitution forte. Marche avec deux béquilles. Fièvre typhoïde il y a cinq mois et demi : dans le cours de cette affection, se plaignit de douleurs de reins; au bout d'un mois, quand il essaya de se lever, il n'avait plus de jambes et n'a pu marcher depuis. La vue a baissé beaucoup. Les bras n'ont pas de force, mais rendent tous les services. 41 séances d'électricité; l'amélioration ne commence qu'à la vingtième. Grande amélioration durable.

OBSERVATION XXVIII.

Fièvre typhoïde grave ; dans la convalescence, troubles intellectuels à forme lypémaniaque, hallucinations, puis subitement paralysie des quatre membres, amaurose, embarras de la parole. — Guérison complète après vingt-cinq jours.

Joachim B..., 16 ans. Fièvre typhoïde de sept semaines; forte albuminurie, amaigrissement considérable; n'a cessé de prendre du bouillon. Dans la convalescence, urines pâles, alcalines. Depuis plus de deux semaines, marchait dans la salle, ayant un appétit vorace, une tendance à la constipation, réduit à une maigreur squelettique, se plaignant de douleurs dans les jambes et manifestant des désordres intellectuels de forme lypémaniaque, quand subitement il est pris d'une faiblesse telle des membres inférieurs, qu'il reste au lit. Quand on le fit lever, tremblement, contractions fibrillaires des membres abdominaux. Irritabilité musculaire par la percussion digitale très-développée. Très-grande faiblesse des mains. Surdité, embarras de la parole analogue à celui de la paralysie générale. Diminution de la faculté visuelle et dilatation des pupilles. Grandes oscillations de la force et de la fréquence du pouls. Par instants, léger mouvement fébrile. Toniques et alimentation substantielle. Plusieurs jours s'écoulent sans amélioration sensible, puis les accidents cérébraux disparaissent. Mais les forces furent lentes à revenir; vingt-cinq jours après, toutefois, le malade se promenait et allait achever sa convalescence à Vincennes. (Gubler.)

Et tous ces accidents apparurent subitement, après plus de deux semaines d'une convalescence confirmée! Sans doute le malade n'était sorti de l'affection aiguë qu'épuisé, amaigri, profondément détérioré; mais on est en droit de s'étonner que la dépression des forces ne se soit précisément déclarée que plus tard, alors que l'appétit extraordinaire signalé dans l'observation eût dû pourtant réparer les pertes et améliorer l'état de débilité extrême des derniers jours de la maladie. Cette singulière apparition des troubles nerveux dans le cours de la convalescence même, nous l'avons rencontrée chez la plupart des paralytiques convalescents d'angine couenneuse; du reste sauf les troubles intellectuels et le léger mouvement fébrile, tous les accidents offerts par Joachim B... ressemblent, à s'y méprendre, à ceux qui suivent la diphthérie.

OBSERVATION XXIX.

Fièvre typhoïde légère. — Paralysie ascendante. — Extension pendant sept jours et mort au septième jour (Leudet).

Jehl (Thérèse), jeune femme. Fièvre typhoïde légère; convalescence le 8 décembre. Le 25, se promenait dans la salle; subitement ressentit une faiblesse marquée des jambes avec engourdissement. Dans les quatre jours suivants l'akinésie envahit les quatre membres, des extrémités vers le tronc. Ni anesthésie, ni hyperesthésie, ni convulsions. Intelligence, déglutition, phonation normales. Appétit intact. Constipation. Quelques douleurs peu vives dans les reins. Le 29 décembre la paralysie gagne le sphincter anal et les muscles respirateurs; la voix est un peu nasonnée. Le 2 décembre, meurt après une dyspnée croissante.—Toniques, excitants, purgatifs; le dernier jour, ventouses scarifiées sur la région dorsale de la moelle et sinapismes aux jambes.

Autopsie. — Cerveau et moelle sans altération; piqueté vasculaire très-peu abondant dans le cerveau. Aucune adhérence des enveloppes cérébrales et médullaires. Peu de liquide dans le tissu cellulaire sous-arachnoïdien. Arrière-bouche et larynx sains. Les nerfs du bas-ventre n'offrent aucun caractère morbide; le grand sympathique n'a pas été examiné. Ulcération des plaques de Peyer en partie cicatrisées.

C'est là un cas de cette forme particulière de paralysie dite ascendante aiguë ou centripète aiguë par Landry, et étudiée spécialement par le Dr Pellegrino Lévi (*Arch. de méd.*, 1865).

Comme dans un grand nombre de cas de paralysie post-diphthérique, la maladie primitive fut bénigne; on ne pouvait dire que la convalescente fût débilitée; sans cause apparente, sans lésion appréciable des centres nerveux, elle n'en fut pas moins prise d'accidents analogues à ceux de certaines paralysies post-diphthériques sans paralysie gutturale.

OBSERVATION XXX.

Fièvre typhoïde grave. — Anesthésie des membres inférieurs. — Paralysie générale du mouvement et amaurose.

«Plusieurs fois déjà, j'ai vu des enfants momentanément atteints de paralysie générale dans la convalescence de la fièvre typhoïde, et les accidents ont disparu au bout de quinze à vingt jours. Dans un cas, chez une petite fille qui me fut adressée..., il y avait à la fois paralysie générale et amaurose; la paralysie musculaire cessa au bout d'un mois. L'amaurose devint permanente et durait encore deux ans après.» (Bouchut.)

OBSERVATION XXXI.

Fièvre typhoïde bénigne. — Paralysie généralisée, mutité.

Une jeune enfant de 10 ans, mourut de fièvre typhoïde grave. Son frère n'eut qu'une maladie à caractère bénin et fut alimenté dès la deuxième semaine. Mais le retour des forces ne s'opéra pas, et au commencement de la quatrième semaine l'enfant qui restait immobile dans son lit devint aphone. Il n'y avait pas de lésion de l'isthme du gosier. La figure exprimait l'idiotie; l'intelligence n'était point entièrement abolie; le malade, quand il se tournait vers les aliments, poussait comme un grognement. La pression de la main était faible, les jambes immobiles. La sensibilité ne fut pas explorée. Apyrexie, pouls lent; ventre non gonflé, selles normales. Vésicatoire à la nuque; dès le lendemain articulation de quelques mots. La mutité avait duré une semaine. En quelques jours l'usage de la parole fut complétement rendu. A la fin de la cinquième semaine, l'intelligence était recouvrée; le malade restait encore inhabile. La pression de ses mains était un peu plus forte; soutenu par deux personnes, il marchait comme l'enfant à ses premiers pas, et la pointe des pieds en dedans. Dans le courant de la sixième semaine (troisième semaine de la paralysie), la guérison était complète.—Jousset (de Belesme), *Gazette des Hôpitaux*, 28 janvier 1860.

Comme dans les observations précédentes, nous ne voyons pas

qu'il y ait dans ce cas de paralysie généralisée, si l'on met un instant de côté l'absence de paralysie palatine, des différences qui le séparent nettement des paralysies post-diphthériques. L'intelligence fut sans doute déprimée, mais le malade ne délira point.

OBSERVATION XXXII.

Fièvre typhoïde ; diète absolue de vingt et un jours. — Paralysie incomplète généralisée. — Guérison.

Hôpital Beaujon, salle Saint-Louis, n° 9. 30 ans, charretier. Entré le 13 décembre, sorti le 31 décembre 1862.

Cet homme a eu dernièrement une fièvre typhoïde bien caractérisée, traitée à Saint-Antoine par les évacuants et une diète absolue de vingt-un jours, dit-il. Peu de temps après sa sortie de l'hôpital, il a éprouvé de la faiblesse dans les bras et dans les jambes. — État actuel, 14 décembre : pâleur, pupilles dilatées. La faiblesse semble porter surtout sur les jambes; mais le malade marche encore assez bien, en éprouvant toutefois de la douleur dans la plante des pieds. La sensibilité du tact est bien conservée; il y a de l'analgésie plus marquée aux mollets qu'aux cuisses. Elle existe aussi à la face dorsale des avant-bras et est moins marquée à la poitrine. Il n'y a aucune sensibilité au chatouillement de la plante des pieds, bien que le malade se dise très-chatouilleux d'ordinaire. Bains sulfureux, vin de quinquina, eau de Spa. Urines limpides et colorées. Léger diaphragme urique par l'addition d'acide azotique.

15 décembre. Anaphrodisie absolue depuis trois mois; n'a pas et n'a jamais eu de fourmillements. Le malade ne sait pas dire si on le pince ou si on lui tire les poils, ne peut compter les doigts qu'on applique dans le sens de la longueur des membres, mais très-bien dans le sens transversal. La sensation de la température est conservée. Anémie; veines peu développées; léger souffle carotidien. Soubresauts musculaires dans les membres inférieurs; a pris un bain sulfureux le matin.

Le 16. On ne constate aucun phénomène d'ataxie musculaire; il sent seulement de la faiblesse dans les mollets et les bras. Électrisation généralisée tous les jours.

Le 18. Le malade dit que la force est complétement revenue dans les bras et augmente dans les jambes.

Le 19. La sensibilité est revenue, quoique un peu moins complète à droite.

Le 25. La force revient dans les jambes, mais il sent encore de la fatigue le soir. (Obs. recueillie par M. E. Martel, communiquée par M. le professeur Gubler.)

C'est la diminution de la sensibilité et l'anaphrodisie qui sont les phénomènes les plus remarquables de cette observation. L'amyosthénie fut très-légère. Ce qu'il faut encore noter, c'est que le malade ne s'aperçut de sa faiblesse qu'après être sorti de l'hôpital.

OBSERVATION XXXIII.

Fièvre typhoïde avec prédominance des troubles cérébraux, hémiplégie faciale gauche, paralysie de l'oculo-moteur commun gauche, amblyopie des deux yeux et paraplégie du mouvement et du sentiment, marquée surtout à gauche.

Suzanne (Adèle), 20 ans, blanchisseuse, entre, le 28 septembre 1860, à l'hôpital Beaujon, salle Sainte-Eulalie, 34, service de M. Moutard-Martin, suppléé par M. Millard.

La malade, de constitution délicate, de tempérament lymphatique, a eu, il y a quatre mois, une fièvre typhoïde pour laquelle elle est restée au lit pendant plus de six semaines. Des renseignements peu précis, du reste, que l'on peut recueillir sur la marche de la maladie, il semble résulter qu'il y eut, dans ce cas, prédominance des troubles cérébraux : la malade était agitée, se plaignant d'une céphalalgie violente, et l'on tint à demeure sur sa tête complétement rasée, des compresses imbibées d'eau glacée.

Dès le début de la convalescence, survient un strabisme externe de l'œil gauche accompagné de chute de la paupière supérieure : plus tard, alors seulement que la malade commençait à marcher, se manifesta une faiblesse des membres inférieurs qui alla croissant durant quelques jours, amena des chutes fréquentes et finalement empêcha la station debout. C'est pour ces accidents que la malade entre à l'hôpital à la fin de septembre. On constate l'état suivant :

Le corps est émacié, les muqueuses sont pâles, les téguments décolorés, les chairs molles et flasques. Les sourcils et les cils sont tous tombés pendant la fièvre typhoïde, les cheveux eux-mêmes sont très-rares, et l'on trouve sur le crâne de larges plaques qui en sont tout à fait dépourvues. La station est impossible ; pendant les efforts que fait la malade pour se tenir droite on voit la jambe vaciller, puis les jarrets fléchir simultanément; la faiblesse est cependant plus accusée dans la jambe gauche que dans la droite. Dans le décubitus dorsal, mouvements de la jambe droite au-dessus du lit assez faciles et étendus, mais ceux de la jambe gauche lents, et tellement, que le membre peut à peine quitter la surface d'appui. Outre cela, le pied gauche est dans une extension continuelle sur la jambe, et les tentatives que fait la malade pour le fléchir sont impuissantes. Les muscles du mollet ne sont cependant pas contractés, et cette position permanente du pied semble dépendre exclusivement d'une faiblesse des fléchisseurs et non d'une exagération de ses extenseurs.

L'état de la sensibilité interrogé sur les membres inférieurs donne des résultats variés : presque normale dans certains points, elle est en certains autres émoussée et même complétement abolie : la sensation du chatouillement à la plante des pieds n'est plus perçue. Mais dans les régions où la sensibilité est le plus vive, elle n'a plus cependant sa netteté ordinaire; la malade a conscience de l'excitation, mais elle se trompe sur la nature de l'excitant, et, par exemple, alors qu'on la pique avec une épingle, elle prétend qu'on la pince, etc. En outre, dans ces mêmes points, il faut parfois écarter deux épingles de plus de 10 centimètres pour qu'il y ait deux sensations distinctes de piqûre.

Disons enfin que la jambe gauche est le siége de douleurs spontanées qui, partant du genou, descendent le long du mollet et retentissent jusque dans le pied sous forme d'élancements très-pénibles.

Sur la face, la sensibilité paraît intacte et égale des deux côtés; mais il y a à gauche une paralysie du mouvement bien manifeste. Le front ne se ride plus que dans sa moitié droite; la joue gauche est comme étalée, plus large que celle du côté opposé; le sillon naso-labial est effacé, la commissure abaissée et immobile. Quand on fait souffler la malade, la joue gauche se gonfle plus que l'autre et se laisse distendre comme une membrane inerte : pendant la mastication, les aliments tombent en dehors de l'arcade dentaire et ne sont que difficilement ramenés entre les maxillaires. La paupière supérieure gauche est pendante, immobile et recouvre presque complétement le champ de la pupille. L'œil est fortement tourné en dehors, le strabisme externe est permanent; l'adduction et même le simple redressement du globe oculaire sont impossibles. La pupille regarde en dehors et un peu en bas ; elle est dilatée, presque sans oscillations et les variations dans l'intensité de la lumière ne font point changer ses dimensions d'une manière apparente. La pupille droite est aussi dilatée, mais un peu moins que la gauche, et l'iris de ce côté est également fort peu contractile. Il n'y a point de diplopie. La vue est fort trouble, mais également affaiblie des deux côtés. En faisant varier les conditions de la vision, on ne constate point qu'elle s'exécute mieux de loin que de près, ni mieux de près que de loin, ni plus facilement ou plus nettement avec un œil qu'avec l'autre.

Les membres supérieurs sont indemnes de tout trouble fonctionnel ; la malade n'accuse ni tremblements, ni fourmillements, ni maladresse des doigts; la pression des mains paraît égale des deux côtés.

Les mouvements du voile du palais s'accomplissent régulièrement; la luette n'est point déviée. L'état général de la malade, à part quelques signes d'anémie, ne présente rien de particulier à signaler. La fièvre typhoïde n'a laissé aucun trouble intellectuel; les idées sont nettes, la mémoire n'a pas été affaiblie. (Observ. recueillie par M. Capelle, interne du service; communiquée par M. le professeur Gubler.)

Il est regrettable que la terminaison de cette paralysie post-typhique ne soit point indiquée; mais, en l'absence de renseignements à cet égard, en l'absence de fièvre, de douleurs spinales, de signes quelconques d'un processus irritatif, nous nous croyons autorisé à rapprocher provisoirement ce cas des paralysies post-diphthériques. De la paralysie de l'oculo-moteur commun survenue dès le début de la convalescence, il est bon de rapprocher un semblable accident signalé par M. Hervieux dans le cours d'une fièvre typhoïde (*Union médicale*, 29 juillet 1858).

OBSERVATION XXXIV.

Paralysie de la langue. Guérison au bout de quinze jours.

« J'ai vu, dit Bouchut à la Société médicale, séance du 9 janvier 1861, un cas de paralysie de la langue succédant à une fièvre typhoïde. » Le même fait est ainsi relaté dans l'État nerveux : « Sur une autre petite fille, il y eut une paralysie de la langue guérie au bout de quinze jours et, chez quelques enfants placés dans les mêmes conditions, j'ai vu la paralysie durer plus d'une semaine. »

Cette paralysie de la langue s'est montrée souvent après la diphthérie; elle y accompagnait la paralysie gutturale, il est vrai. M. Vidal, dans sa relation du typhus de la province de Constantine en 1868, a relevé un fait d'aphonie consécutive.

OBSERVATION XXXV.

Fièvre typhoïde sans angine, paralysie gutturale généralisée.

« Les paralysies gutturales et généralisées ne doivent pas être tribuées seulement et sans partage à l'action secondaire du virus diphthérique; on aura désormais à compter avec les paralysies qui succèdent parfois aux angines simples, sans oublier d'autres faits encore plus exceptionnels », et M. G. Sée cite un fait de ce genre que lui montra Grisolle. (G. Sée, *Recherches sur les paralysies dites essentielles*. Société médicale des hôpitaux, 9 janvier 1861.)

OBSERVATION XXXVI.

Fièvre typhoïde. — Paralysie gutturale. — Paralysie de la langue. — Hémiplégie. — Persistance des troubles du langage. (Observation recueillie par MM. Marotte et H. Liouville.)

Buvot (Auguste), 25 ans, garçon de cuisine, entré à l'hôpital le 14 juillet 1869. Il y a deux ans, le malade a été atteint d'une fièvre typhoïde à la suite de laquelle il a eu une paralysie des membres du côté droit, surtout du bras droit, en même temps qu'une paralysie de la langue. Il est resté un an entier sans pouvoir parler. La déglutition était impossible, on était obligé de le faire manger avec une sonde en argent (salle Saint-Benjamin, à la Pitié).

La parole est revenue profondément altérée. Il prononce très-difficilement le *ch* le *je* et saute les mots dans lesquels entrent ces consonnes, ce qui donne une certaine obscurité à sa conversation.

Une phrase assez incompréhensible et qu'il dit pour nous renseigner sur son état, est celle-ci : « la lu (la prononciation de l tient aussi un peu de celle de r) bien vort, causait mieux; si baissait, causait plus mal. » Avec un peu de patience nous avons cru comprendre qu'il voulait dire : par une belle nuit, quand la lune éclaire bien, je cause mieux ; quand elle n'apparaît pas, j'éprouve plus de difficulté.

Il nous raconte aussi qu'on lui a fait mettre des « tailloux dans la bou » (cailloux dans la bouche).

Ce traitement renouvelé de Démosthènes lui a rendu la parole un peu plus facile.

Tableau des lettres qu'il prononce mal :

é muet, prononce *o*.
ef, ne peut le prononcer.
fe, assez bien.
g, *ie*.
h, *ha* (le *ch* n'est pas prononcé).

j, *dji*.
k, *ta*.
l, *e*.
m et *n*, ne peut les prononcer.
q, *tu*.
r, *re* ou *ro*.
s, *x*, ne peuvent être prononcés.
y, *idret*.

Il prononce presque toujours incomplétement la seconde syllabe des mots; il est même des mots qu'il ne peut presque pas articuler du tout. Il parle quelquefois comme les nègres s'exprimant en français : « moi pas aller garde-robe. »

D'autres fois ce sont des mots prononcés à moitié seulement. On ne peut mieux comparer son langage qu'à celui d'un enfant qui commence à parler.

On ne peut nier que cette curieuse observation trouverait aisément place dans le cadre des paralysies post-diphthériques; en effet, si la persistance des accidents au delà de sept à huit mois est un fait rare dans le groupe de ces dernières, il s'y rencontre pourtant quelquefois, et c'est dans ces cas qu'il est permis de croire qu'une lésion durable, cause des troubles persistants, a succédé à la lésion passagère qui donne lieu d'autres fois aux troubles nerveux transitoires. Cette lésion est-elle centrale? est-elle périphérique? Pour ce qui est des paralysies gutturales post-diphthériques, nous pouvons dire dès à présent que les autopsies faites par MM. Charcot et Vulpian, Lorain et Lépine militent en faveur d'une altération constante des troncs nerveux; mais pour ces troubles persistants du langage de l'observation 36, sur quels éléments se fonder, lorsqu'on veut établir le siége de la lésion? Sur l'existence préalable d'une hémiplégie? Mais ce n'est point une raison absolue de croire que l'interruption dans la transmission des ordres envoyés à l'hypoglosse siégeait au-dessus de son noyau. De l'intégrité de l'intelligence on peut seulement déduire que la lésion ne siégeait pas dans la substance grise des circonvolutions. Quant à la nature de la lésion, tout ce qu'on en peut dire c'est que les désordres considérables de la circulation des centres nerveux pendant la fièvre typhoïde font entrevoir la possibilité de localisations inflammatoires à marche quelquefois bénigne et lente, sont susceptibles même de rétrograder et de disparaître sans laisser de traces ou de s'arrêter soit spontanément, soit sous l'influence de certains modes de traitement, en des phases diverses de leur évolution. Dans le cours de la fièvre typhoïde, les troubles du langage sont un accident encore assez fréquent : ils coïncident généralement avec du délire (obs. 5 et 13 de Gubler). Chez le sujet de l'observation due à M. Duroziez (obs. 6 de Gubler), l'embarras de la parole coïncidait avec un retour complet de l'intelligence. Nous les retrouvons aussi dans les derniers jours de certaines fièvres typhoïdes (obs. de M. Beau). Macario, dans son mémoire sur les paralysies dynamiques ou nerveuses, signale 2 cas d'aphonie dans le cours de fièvres typhoïdes.

OBSERVATION XXXVII.

Fièvre typhoïde légère; dans la convalescence, paralysie palatine et parésie des membres inférieurs. — Guérison.

Enfant de 7 ans. Des vésicatoires ne présentèrent pas trace de diphthérie : M. Barascut conclut donc à l'absence de cette affection.

Cette remarque de M. Barascut est précieuse dans le cas particulier, car cette fièvre typhoïde évoluait au début d'une petite épidémie de diphthérie.

OBSERVATION XXXVIII.

Fièvre typhoïde régulière peu grave. — Paralysie du voile du palais et des membres inférieurs. — Troubles de l'ouïe à gauche et hémiplégie faciale gauche. — Guérison. (Observation communiquée par M. Gubler.)

H... (Rémy), 21 ans, boulanger, entre le 11 septembre 1871, salle Saint-Louis, n° 12, service de M. Gubler. Ce jeune homme d'une constitution ordinaire, peu robuste, fut traité pour une fièvre typhoïde à marche régulière peu grave. Depuis trois jours, il était en pleine convalescence, mangeait 2 portions et allait au jardin, lorsque le 22 septembre dans la journée, en se promenant, il sentit que ses jambes chancelaient, avaient de la peine à le porter, et il revint difficilement à son lit. Le 23 septembre, on le fit marcher dans la salle et on vit qu'il ne pouvait se tenir debout qu'en écartant beaucoup les pieds; la faiblesse dans les jambes est toujours marquée. On remarqua que sa voix devenait nasonnée; contractilité du voile du palais conservée; on sait qu'il n'est pas nécessaire que cette paralysie soit complète pour que le nasonnement se produise. Pas de troubles du côté de la vue. Les urines sont un peu alcalines, bleuissent légèrement le papier rouge. La bouche est un peu déviée à droite, seulement quand on fait parler le malade. L'appétit est conservé; 3 portions, Bordeaux.

24 septembre. Tous ces phénomènes persistent, mais sans aggravation. Le malade se plaint de douleurs dans l'oreille gauche, il ressent des bourdonnements; il n'y a pas d'otorrhée.

Le 25. La faiblesse disparaît peu à peu.

Le 26. L'état général du malade est amélioré, il se sent assez de forces pour aller en convalescence à Vincennes. Quelques-uns des phénomènes subsistent encore, le nasonnement et la douleur d'oreille; la bouche est un peu entraînée à droite, mais il est plus solide sur les jambes.

Cette observation est notre quatrième cas de paralysie gutturale généralisée consécutive à une fièvre typhoïde : or, il n'est même pas signalé qu'une angine ait été observée dans le cours de l'affection primitive. La fièvre, ni la stupeur n'ayant été considérables, il est donc probable que le malade, sinon le médecin, se fût aperçu d'une localisation pharyngée. On doit remarquer encore que le début fut subit et surprit le convalescent, alors qu'il recouvrait ses forces, mangeait et se promenait. Déjà deux ou trois fois on a pu voir des accidents paralytiques succéder ainsi à une fièvre typhoïde dont l'intensité très-modérée ne paraissait nullement avoir jeté le sujet dans la prostration. Notons enfin que les troubles nerveux de l'oreille et la parésie faciale siégèrent du même côté.

OBSERVATION XXXIX.

Fièvre typhoïde grave. — Paralysie gutturale. — Guérison. (Gubler, obs. 42.)

Jeune homme de 15 ans; fièvre typhoïde grave. Saignée du bras, ventouses scarifiées abdominales; calomel et purgatifs salins; puis au troisième septénaire, vésicatoires volants. Un mois après le début, le malade était en convalescence et faisait usage de toniques, quand on s'aperçut que sa voix était devenue extrêmement nasillarde; c'était un bruit confus et inintelligible, tel que le malade ne pouvait plus se faire comprendre que par signes. La déglutition était difficile et la contractilité du voile du palais diminuée. Ce nasonnement dura huit jours, puis il diminua, et un mois après la parole était claire et nette comme avant la maladie.

Plus de trois ans après, ce même jeune homme, à la suite d'une angine, souffrit pendant cinq jours des mêmes accidents.

OBSERVATION XL.

Fièvre typhoïde grave. — Paralysie palatine.

« Nous avons observé aussi des cas de paralysie du voile étrangers à la diphthérie, une fois dans la convalescence d'une fièvre typhoïde grave..... La paralysie a cédé d'elle-même. » (Pératé.)

OBSERVATION XLI.

Fièvre typhoïde grave à forme adynamique. — Paralysie palatine. — Paralysie de l'accommodation. — Hémiplégie faciale gauche. — Otorrhée gauche. — Paraplégie. (Gubler, obs. 4.)

G... (Aug.), 16 ans, faible constitution. Fièvre typhoïde grave adynamique, dont la convalescence s'établit difficilement; quelques jours après la cessation de la fièvre, la voix est nasonnée (les fosses nasales étaient perméables à l'air expiré). Le voile se contracte d'une manière fort peu énergique pendant la déglutition et la phonation. Quelques jours après, le malade se plaignit de ne plus y voir nettement; il était obligé, pour lire, de porter son livre plus loin de ses yeux; pupilles dilatées. Survinrent des douleurs dans les oreilles : otorrhée gauche de quinze jours; bientôt paralysie faciale à gauche. Un mois après, quelques-uns de ces phénomènes subsistent encore, le nasonnement est toujours très-prononcé, bien que le voile jouisse d'un certain degré de contractilité. Pupilles moins dilatées, plus d'otorrhée, plus de déviation des traits. N'a pu encore se lever ni se tenir sur ses jambes à cause d'un amaigrissement extraordinaire, surtout des membres inférieurs. Il lui reste autour des tibias à peine quelques vestiges de plans musculaires. Du reste, il a beaucoup grandi depuis qu'il est à l'hôpital : vergetures transversales des membres inférieurs.

Comme dans la paralysie post-diphthérique, les accidents ne se limitèrent pas à l'arrière-gorge, mais gagnèrent les yeux. L'impuissance motrice des membres inférieurs peut être attribuée à l'atrophie musculaire.

La paralysie faciale est explicable par une propagation au nerf facial de l'inflammation de l'oreille moyenne; l'observation 11 est aussi un exemple d'hémiplégie faciale avec cophose du même côté, mais, dans ce dernier cas, la paralysie parut la première; il n'y eut pas d'otorrhée, l'oreille fut seulement douloureuse et le malade se plaignit de bourdonnements

La dilatation des pupilles, la presbytie témoignent d'une paralysie de l'accommodation : telle fut la nature des troubles visuels.

Il est à noter enfin que c'est sur un sujet déjà faible et profondément débilité par l'affection aiguë que se montrèrent tous ces accidents.

OBSERVATION XLII.

Fièvre typhoïde grave. — Paralysie vésicale consécutive. (Obs. de MM. Ball et Liouville.

Savary (Marie), 32 ans, couturière (Hôtel-Dieu, salle Saint-Antoine, n° 22, service de M. le professeur Béhier, suppléé par M. Ball), entrée le 21 septembre 1871 malade depuis dix jours. Taches rosées le 2 octobre; les 29, 30 septembre et 1er octobre la température se maintient entre 40° et 40,6; il y eut du délire; transpiration abondante du visage le 12 octobre; le 17 au matin la langue était humide, la température à 37°,4 : la malade ne peut uriner; on la sonde, 2 litres d'urine; le 18 au matin, 36°,8; pouls, 100; un peu de subdélirium qui est attribué à l'inanition; il faut encore sonder la malade; elle demande à manger : un œuf est autorisé pour le lendemain.

Cette paralysie vésicale offre ceci de remarquable qu'elle parut en même temps que le subdelirium d'inanition, si fréquent au début de la convalescence des fièvres typhiques.

Dans la suite de la convalescence, cette malade, que nous vîmes encore au commencement de décembre, présenta plusieurs fois de l'œdème des extrémités inférieures.

OBSERVATION XLIII.

Esclavissat (Joseph), 9e d'artillerie, 22 ans, forte constitution; malade depuis neuf mois. Atrophie des muscles des épaules consécutive à une fièvre typhoïde; cette atrophie fut accompagnée de douleurs vives. 50 bains, 19 douches. Amélioration considérable et guérison complète l'année suivante.

Aux 55 faits de paralysies consécutives qui viennent d'être mentionnés, si l'on ajoute 14 cas de paralysies diverses nées dans la période d'état de l'affection (obs. de Macario, *Gazette de Paris*, 1858; obs. de M. Gubler, 4 faits de paralysie générale aiguë de M. Beau, les 2 cas de Ferriar et Crouzit, une paralysie de l'oculo-moteur commun signalée par M. Hervieux, les cas d'anesthésie et d'analgésie de MM. Roger et Beau), et une dizaine d'observations du siècle dernier mentionnées par M. Imbert-Gourbeyre, c'est à un total de 79 cas au moins que se monte le nombre des paralysies qu'on peut rapporter à la fièvre typhoïde et au typhus. Il y faut joindre encore un certain nombre de morts subites survenues dans la convalescence de ces maladies et attribuées à une paralysie du cœur, comme certaines syncopes post-diphthériques, sans oublier enfin les faits si fréquents de paralysie de l'accommodation, de presbytie observés au début de la convalescence.

Pour ce qui est des paralysies nées dans la période d'activité du mal, les symptômes de cette période, le délire, les douleurs spéciales, les soubresauts de tendons, l'ataxie spinale et cérébrale, d'autres fois une profonde adynamie, dans tous les cas des troubles de circulation partiels et généraux et le relâchement de la tonicité des vaisseaux témoignent assez des perturbations apportées au fonctionnement du système nerveux; on conçoit aisément ces désordres quand on songe que cerveau, moelle et ganglions subissent le contact d'un sang surchauffé, chargé des cendres de combustions anormales, soumis à des conditions de distribution nouvelles, et qui, troublant à la fois la nutrition de tous les centres nerveux, ajoute aux perturbations fonction nelles locales celles qui proviennent des actions réciproques altérées des différents centres les uns sur les autres ; ces derniers eux-mêmes reçoivent de la périphérie des impressions morbides, et le trouble de leurs fonctions en est encore augmenté. Que de pareils désordres, s'accompagnant d'exagérations locales des troubles vasculaires, soit dans le cerveau, soit dans la moelle, soit dans une moitié de l'encéphale, il en résulte quelquefois des lésions considérables dont l'autopsie démontre l'existence et des troubles fonctionnels limités, perte de la parole, hémiplégie, paralysie ascendante ; il n'y a rien là qui puisse étonner : les méningo-encéphalites de Piedagnel et de M. Beau, les abcès cérébraux et les méningo-myélites de Ferriar et de Crouzit sont la preuve que les congestions locales aboutissent parfois à l'inflammation.

Ce ne sont donc point les paralysies de la période d'état qui présentent des obscurités ; mais, parmi celles qui succèdent à l'affection aiguë, qui sont reconnues au début même de la convalescence ou ne paraissent que quelques jours après, il en est un grand nombre qui ne sauraient être expliquées comme les précédentes.

Paralysies consécutives. — Les 55 cas que nous avons recueillis se décomposent ainsi :

17 paraplégies, dont une avec surdi-mutité, 12 paralysies généralisées sans paralysie gutturale, 7 paralysies gutturales, dont 5 généralisées, 9 hémiplégies, 1 paralysie des avant-bras et de la langue, 1 paralysie alterne d'une jambe et d'un bras, 2 paralysies d'une jambe, 1 paralysie des releveurs des pieds, 1 paralysie des épaules, 1 paralysie vésicale, 1 cas d'aphonie, 1 paralysie de la langue.

9 au moins de ces 55 cas peuvent être rattachés immédiatement à une lésion anatomique définie.

L'anasarque qui précéda l'apparition de la paralysie chez les malades de M. Jaccoud et de Murchison (obs. 1 et 2), est favorable à l'opinion d'un œdème rachidien, et lorsqu'on voit surtout l'hydropisie gagner ensuite le thorax, il est rationnel de supposer qu'elle a pu aussi envahir le rachis. Rien, du reste, dans la marche clinique de l'affection, ne contredit une pareille hypothèse : les modes de terminaison et de traitement ne font, au contraire, que la confirmer.

Des observations 4 et 5 (paralysie ascendante d'Ollivier et paraplégie de Colliny), nous répéterons qu'elles sont des exemples évidents de congestion active méningo-spinale : les raisons de cette opinion ont déjà été exposées.

Dans ces 4 cas, c'est en pleine convalescence que se déclara la paralysie. Pour quelle part l'affection antérieure entra-t-elle dans le mécanisme de sa production? Chez les malades des observations 1 et 2, cette part fut évidemment la même que celle qui favorisa ou causa le développement de l'anasarque. Se demander pourquoi le rachis se prit d'hydropisie, c'est demander pourquoi les membres s'infiltrèrent, pourquoi le thorax se remplit d'eau? Il n'est pas dit que les malades fussent débilités : l'hypoglobulie, l'hydrémie n'en sont pas moins probables. De formation de caillots, il n'en faut pas parler, l'œdème ayant été général. Restent donc l'hydrémie, la perte de la tonicité des parois vasculaires, pour expliquer cette infiltration. Il est vrai, ce sont là des conditions à peu près communes à tous ceux qui relèvent de longues pyrexies ; l'élément inconnu a dû tenir à la nature du sujet ou à des conditions extérieures qui ne sont point mentionnées : nous ne saurions l'inventer ; le même desideratum, malheureusement, se représentera bien souvent encore.

Quant aux malades des observations 4 et 5, furent-ils prédisposés par la maladie antérieure à la congestion méningo-spinale dont ils furent frappés? Sans doute c'est un fait connu que le système vasculaire des convalescents présente une sensibilité, une impressionnabilité exagérée, soit qu'il ne traduise ainsi qu'une plus grande irritabilité de ses centres nerveux, ou qu'il soit lui-même plus sensible à des incitations de même intensité ; on sait avec quelle facilité de rougissent, ils pâlissent, et tout porte à croire que les mêmes phénomènes ont lieu dans les centres nerveux, que les substances cérébrale et médullaire, elles aussi, rougissent et pâlissent, comme le visage, sous de légères influences : c'est donc à la recherche de ces influences qu'il faudrait s'appliquer. Il n'en est point d'apparente pour le malade d'Ollivier; Elisabeth Carp., au contraire, n'était point réglée : Colliny a vu là une raison suffisante de la paralysie ; nous n'en saurions trouver une meilleure.

Dans les deux observations 6 et 7, c'est encore la marche clinique de la paralysie qui permet de la rapporter à une lésion rachidienne, laquelle, pour n'avoir pas été constatée *de visu*, n'en est pas moins incontestable. Les deux malades étaient paralysées au sortir de l'affection aiguë ; l'origine des accidents peut donc être rapportée au décours de cette dernière, et leur mécanisme être assimilé à celui des paralysies qui se déclarent dans la période d'état.

L'observation 8, où l'on ne signale point d'intervalle appréciable entre la cessation des phénomènes caractéristiques de l'affection primitive et l'apparition des signes de la paralysie, se prête aux mêmes considérations, et cela d'autant mieux qu'il y eut atrophie musculaire, rétractions permanentes, douleurs lombaires et paralysie du rectum et de la vessie.

L'observation 9 semble être un exemple de paralysie rhumatismale qui, venant frapper un organisme considérablement débilité, enraya le travail de réparation et de reconstitution à peine commencé et, produisant l'effet d'une rechute, tua le malade.

Des 9 cas d'hémiplégie 7 offrent un tableau clinique qui ne permet pas de méconnaître une lésion centrale qu'on eût appréciée, si les malades eussent succombé (obs. 12, 13, 14, 15, 16 et 17 et cas de Schauer). La forme et la longue durée des accidents, l'état général satisfaisant de l'organisme ne sont point favorables à l'hypothèse d'une paralysie diffuse, asthénique.

Restent donc 39 cas de paralysies consécutives, dont 28 sont relatés avec quelques détails dans la série de nos observations.

Ils se décomposent en : 13 cas de paraplégie dont 1 avec surdi-mutité; 8 paralysies généralisées sans paralysie gutturale; 7 paralysies gutturales dont 5 généralisées; 2 hémiplégies; 1 paralysie des avant-bras et de la langue; 1 paralysie d'une jambe et d'un bras du côté opposé; 2 paralysies d'une jambe; 1 paraplégie des deux pieds; 1 paralysie des épaules; 1 paralysie vésicale; 1 cas d'aphonie; 1 paralysie de la langue.

Début. — 9 fois sur 28 cas le malade était en convalescence et l'on avait constaté auparavant l'intégrité de la fonction, lorsque survint la paralysie (obs. 10, 11, 28, 29, 32, 33, 38, 39 et 41). Le malade de l'obs. 28 marchait depuis deux semaines; Jehl Thérèse (obs. 29) se promenait dans la salle, quand elle fut prise subitement d'engourdissement. C'est peu de temps après sa sortie de l'hôpital que le malade de l'obs. 32 éprouva de la faiblesse dans les membres. Chez Suzanne Adèle (obs. 33) la paralysie de l'oculo-moteur commun parut, au début de la convalescence, alors qu'elle ne s'était point montrée pendant les violentes manifestations cérébrales du cours de la maladie. Depuis trois jours, H. Rémy (obs. 38) était en convalescence et se promenait au jardin, lorsqu'il sentit que ses jambes chancelaient. Eugénie V. (obs. 18) en était au 3e septénaire d'une fièvre typhoïde bénigne.

Dans quelques autres cas, l'époque d'apparition de la paralysie n'est point exactement déterminée. « Le retour des forces ne s'opéra pas, » est-il dit dans l'observation 31, le petit malade resta blotti dans son lit et devint aphone. Ailleurs on signale que c'est au moment où pour la première fois le convalescent voulut se lever qu'il sentit ses jambes se dérober sous lui. Le plus souvent il est dit seulement que la paralysie succéda ou fut consécutive à l'affection aiguë.

Les deux hémiplégies (obs. 10 et 11) débutèrent subitement. Il en fut de même des accidents des observations 18, 28, 29 et 38. L'invasion progressive s'est montrée quelquefois; dans un grand nombre de cas ni le début ni le progrès de la paralysie ne peuvent être saisis. Une seule fois (obs. 18) ce début fut marqué par des fourmillements.

Extension, durée et terminaison. La paralysie fut ascendante, centripète dans l'obs. 29; elle se généralisa et envahit simultanément tous les organes qu'elle devait frapper dans l'obs. 28. Dans les 7 cas de paralysie gutturale, sa marche ne fut pas toujours celle que présentent souvent les accidents post-diphthériques; mais il y a tant d'irrégularités d'allures chez ces derniers !

Les phénomènes paralytiques ne furent non plus accompagnés ni de fièvre ni de douleurs lombaires.

Le plus souvent la paralysie frappa aussi la sensibilité.

L'ouïe, la vue, le langage ne furent pas épargnés.

Le sphincter anal, la vessie ne restèrent pas toujours indemnes (obs. 18, 19, 42).

2 fois seulement (obs. 28 et 42) il y eut du délire. L'absence presque constante de ce trouble intellectuel dans les cas de paralysies est d'autant plus singulière que la fréquence du délire en l'absence de phénomènes paralytiques est un fait démontré. M. Thore (Annales méd.-psychol. 1850) en cite plusieurs exemples empruntés à Chomel, Louis, Forget, Max-Simon, Sautet, Leudet et quelques autres qu'il a personnellement observés; nous nous souvenons d'avoir vu, il y a deux ou trois ans, dans le service de M. le professeur Hirtz, une jeune fille de 17 ans qui, en pleine convalescence, fut prise d'hallucinations de la vue et de l'ouïe et se croyait injuriée par ceux qui l'approchaient.

Quant à la durée des accidents, elle se montra très-variable et plus souvent longue que courte. Les deux hémiplégies furent passagères et avaient disparu en quelques jours. La paralysie vésicale de l'obs. 42 ne dura que deux jours; la paraplégie de l'obs. 38 disparut en cinq ou six jours; mais le nasonnement persista encore quelque temps. Le malade de l'obs. de M. Jousset (obs. 31) recouvrait la voix et les forces après trois semaines. En moins d'un mois, Joachim B. (obs. 28) était débarrassé de tous les accidents effrayants qu'il avait subitement présentés.

La paraplégique de M. le professeur Hirtz guérit radicalement après six ou sept mois (obs. 24); au bout du même laps de temps, la paraplégique de Kennedy (obs. 23) commença à recouvrer peu à peu l'usage de ses membres. Celle de Rilliet (obs. 25) ne fut complétement guérie qu'après dix-huit mois. Le tremblement général du militaire de l'obs. 26 durait depuis quinze mois: il céda à la 6e séance d'électricité. Chez le malade de Duourd (obs. 22) l'amélioration ne commença à se faire sentir que deux ans après le début. Il en fut de même à peu près pour la paralysie et atrophie des épaules de l'obs. 43.

La terminaison fut généralement favorable: la seule malade de l'observation 29 succomba aux progrès de la paralysie, lorsque celle-ci eut envahi les muscles respirateurs. Dans les deux observations 30 et 36 le trouble consécutif à l'affection aiguë n'avait point encore disparu deux ans après : il s'agissait d'une amaurose et d'une paralysie de la langue. La guérison, dans les autres cas, se fit plus ou moins longtemps attendre; il n'est même pas toujours signalé qu'elle ait été complète.

Deux particularités dignes d'intérêt sont les suivantes : dans les observations 28, 29, 32, 39, 41, où la paralysie ne débuta qu'après un franc établissement de la convalescence, la durée des accidents fut courte et comme abrégée ; à vrai dire ils se terminèrent par la mort dans l'obs. 29 ; dans les observations 18, 20, 29, 31, 36, 37 et 38 où l'affection primitive ne présenta ni gravité, ni malignité, les paralysies ne furent pas de longue durée.

Nature et mécanisme. — 5 fois seulement on signale un grand état de faiblesse du malade, une émaciation considérable au sortir de la maladie (obs. 19, 22, 24, 21, et 41).

La fièvre typhoïde n'avait pas présenté de symptômes prédominants chez la jeune fille de l'obs. 19, mais une diète sévère avait été observée, et la malade n'avait que quatorze ans : aussi les masses musculaires étaient-elles extrêmement réduites ; rien d'étonnant dans cette diminution de volume. Il est cependant une mention de l'observation qui ne vient guère à l'appui de l'idée de débilité par amaigrissement : c'est la conservation, l'épaisseur même de la couche du tissu adipeux sous-cutané. Un pareil contraste se trouverait mieux d'une autre opinion : celle d'une atrophie musculaire, que fortifie encore la conservation de la sensibilité. Cette atrophie doit-elle être rattachée à une lésion centrale, à une altération de la moelle, ou bien fut-elle simplement périphérique, au sens propre du mot ? La réponse à de pareilles questions n'est point aisée : nous croirions toutefois plus volontiers à une lésion purement périphérique, toutes réserves faites d'ailleurs en raison de l'ignorance où nous sommes de la terminaison de l'affection. La nature de cette lésion périphérique sera exposée plus loin.

Le malade de l'obs. 22 se prête absolument aux mêmes considérations ; son grand état de faiblesse est tout spécialement signalé, mais l'atrophie limitée et l'amélioration postérieure parlent en faveur d'une altération périphérique.

Mme S... (obs. 24) avait été considérablement débilitée ; l'asthénie chez elle est incontestable, mais il n'y eut pas que de l'asthénie. La forme essentiellement spinale de l'affection primitive est la preuve d'une détermination spéciale du processus morbide aigu sur le rachis. Quand pendant trois septénaires un organe aussi impressionnable que la moelle a subi dans sa nutrition intime, dans les conditions de son irrigation sanguine des perturbations profondes, il est naturel de penser qu'il ne recouvrera pas du jour au lendemain sa structure normale ; du reste, il se peut que les troubles fonctionnels consécutifs ne tiennent pas tant à l'altération intime de l'élément nerveux lui-même qu'à une persistance des désordres vasculaires et des troubles de l'irrigation.

Toutes les conditions de débilité extrême et d'asthénie étaient réunies chez le sujet de l'obs. 28 ; une fièvre typhoïde grave accompagnée d'une violente albuminurie l'avait réduit à une maigreur squelettique. Pendant quelque temps il ne présenta cependant que de la lypémanie ; l'appauvrissement du sang suffit à expliquer ce désordre intellectuel ; mais par quel mécanisme la dépression se généralisa-t-elle subitement pour disparaître au bout d'un mois ? Nous le répéterons après M. Gubler : « Si l'inertie, la stase des forces, l'adynamisme constitue toute la lésion, on se demande pourquoi elle se fait si longtemps attendre ; si ce n'en est que la condition prochaine, on se demande quelles sont alors les circonstances déterminantes. » Il es mentionné, à vrai dire, qu'il y eut par instants un léger mouvement fébrile ; faudrait-il admettre que cette perturbation légère suffit à déprimer aussi profondément la fonction de tous les centres nerveux ? Faut-il songer plutôt à la continuation du mouvement de dénutrition ? Sans doute il est démontré aujourd'hui que, dans les premiers temps de la convalescence, les urines entraînent plus de matériaux solides, plus de sels minéraux, de chlorure de sodium, en particulier, et d'urée que pendant la période fébrile. Par 36°,6 et 36°,4 de température, 60 et 56 pulsations, au 23e jour d'une fièvre typhoïde combattue, il es vrai, par la digitale, un malade du service de M. le professeur Hirtz (salle 23, n° 19, déc. 1869) rendit en vingt-quatre heures, 37 gr. 95 d'urée et 17,82 de chlorure de sodium ; le lendemain, par 35°,9 et 37°, 56 et 68 pulsations, c'étaient 47 gr. 15 d'urée et 25 gr. 11 de chlorure de sodium ; au trente-sixième jour enfin par 37° et 37°,4, 84 et 80 pulsations, il éliminait encore 46 gr., 58 et 34 gr., 20 de chlorure de sodium. Les quantités d'urines correspondantes étaient 2200, 3,100 et 3,600 grammes (Charvot, thèse de Paris, 1871). Or les quantités de ces éléments sécrétées normalement sont 30 gr. pour l'urée, 9 gr. pour le sel marin et 1,700 gr. pour l'urine. Les pertes de l'organisme étaient donc considérablement exagérées, malgré la petite diminution dans l'excrétion des matières extractives; et la seule expression de débâcle convient vraiment à une pareille élimination. Mais n'étaient-ce point là seulement les cendres de la combustion fébrile? Et l'organisme, une fois l'incendie éteint, ne se débarrassait-il pas par cette diurèse salutaire des résidus qui l'encombraient? Telle est plutôt, à notre avis, l'expression de la vérité, et dès lors on concevrait même mieux la production des paralysies par la rétention de ces substances devenues étrangères et nuisibles que par leur élimination.

Le malade de l'obs. 41 avait considérablement grandi pendant sa maladie, l'allongement des jambes s'était produit en quelque sorte aux dépens de leur épaisseur, et les muscles étaient atrophiés; la fièvre typhique à forme adynamique chez un garçon de 16 ans ne fut pas sans prendre sa part dans cette atrophie; il faut reconnaître toutefois que, dans le cas particulier, pour une maladie dont l'effet habituel est de déprimer les forces vitales, cette fièvre typhique ne joua pas un rôle si débilitant, puisqu'elle laissa grandir le malade; peut-être même fut-elle la cause de cet allongement. Mais quel fut le mécanisme de la paralysie palatine? En l'absence de la plus petite mention d'angine, on ne peut que se borner à ranger ce cas à côté des paralysies gutturales, suite de diphthéries non angineuses, de même que les six autres faits de paralysie gutturale.

On peut admettre encore qu'il y ait eu un allanguissement considérable des forces vitales chez les sujets des obs. 23 et 42, dont l'un, une petite fille de 6 ans, eut à subir une fièvre typhoïde de cinq semaines et l'autre fut soumis, dit-il, à une diète absolue de vingt et un jours.

Malgré la bénignité expressément formulée de la maladie primitive des obs. 20 et 31 il est permis de croire qu'en raison même de leur âge ces jeunes sujets furent profondément atteints et débilités.

Le nombre des cas d'extrême affaiblissement, de profonde détérioration de l'organisme s'élève ainsi à 9. L'atrophie musculaire, dans les obs. 19, 22 et 41 aurait été la cause prochaine de la paralysie. Dans l'obs. 24, on conçoit la possibilité d'une localisation centrale. Dans les cinq autres cas d'asthénie, le mécanisme, la cause prochaine de la perte du mouvement et de la sensibilité restent à démontrer.

Aux cas d'atrophie il faut joindre l'obs. 43, paralysie et atrophie des épaules.

De l'observation de Mme S... (obs. 24) il faut rapprocher les obs. 27 et 33, exemples de localisations centrales rendues probables par la prédominance des symptômes cérébraux et spinaux pendant la vie.

Mais il reste un certain nombre de faits dans lesquels ni les symptômes prédominants de l'affection primitive, ni les traces d'une asthénie manifeste ne viennent éclairer la pathogénie des accidents. A cette série appartiennent les obs. 18, 19, 37, 38 et du reste, toutes les paralysies gutturales.

Les hémiplégies subites et passagères des observations 10 et 11, font songer à un processus congestif plutôt qu'à tout autre mécanisme; mais, tandis que l'on conçoit les hémiplégies vaso-motrices de la pneumonie, attribuées par M. Lépine à une action réflexe, le point de départ d'un réflexe limité à une moitié du corps fait défaut dans la fièvre typhoïde et dans la convalescence de cette maladie.

En résumé, des paralysies consécutives à la fièvre typhoïde, nous avons établi qu'il en est : 1° qui sont dues à des lésions manifestes des centres nerveux ; de ces lésions les unes sont nées dans la période d'activité du mal, et leurs symptômes ont apparu plus ou moins tardivement; d'autres, plus rares, se constituent sur le déclin de l'affection ou pendant les premiers jours de la convalescence et peuvent être parfois aisément rattachées à la maladie primitive; 2° il est d'autres paralysies qui coïncident avec des atrophies musculaires manifestes; 3° il en est qui ne laissent apercevoir qu'une asthénie évidente, sans atrophie musculaire appréciable; 4° d'autres enfin n'appartiennent manifestement ni à l'une, ni à l'autre des catégories précédentes.

Mais la solution du problème pathogénique ne peut être restreinte à cette classification purement clinique. L'atrophie est-elle la cause ou un symptôme concomitant de l'akinésie ? Pour quelle part et suivant quel mode l'asthénie entre-t-elle dans la production des paralysies ? Que faut-il penser enfin de la pathogénie des paralysies du quatrième groupe ?

Il y a sept ans, l'attention du monde médical fut attirée par Zenker, sur les dégénérescences granuleuse et cireuse des muscles striés dans la fièvre typhoïde. O. Weber et M. G. Hayem, ont démontré depuis que la forme granuleuse n'est que le premier degré d'un processus unique et M. Hayem donna à cette dégénérescence le nom de granulo-vitreuse. Mais cette altération observée dans la fièvre typhoïde ne lui est pas propre : M. Hayem la rencontra 22 fois sur 24 varioles et presque toujours aussi dans les quelques cas de scarlatine, de rougeole, de tuberculose miliaire aiguë, d'ictère grave, d'érysipèle ambulant avec méningite, de méningite tuberculeuse, de fièvre puerpérale avec abcès métastatiques, de parotidite phlegmoneuse qu'il examina.

M. Laveran, sur 21 cas de fièvre typhoïde, constata dix neuf fois la lésion, sur 10 cas de variole six fois, sur 3 cas de scarlatine trois fois, sur 3 cas de tuberculose miliaire aiguë deux fois. Il nota aussi l'ordre de fréquence suivant : psoas, grand droit abdominal, pyramidal, adducteurs de la cuisse, pectoraux et intercostaux, etc. ; en dernier lieu, diaphragme et cœur. Quand le cœur se montra dégénéré, le larynx et le pharynx le furent aussi. Les muscles du bras et de l'avant bras parurent toujours striés normalement et les muscles lisses complétement sains. Deux fois enfin, M. Laveran constata une dégénérescence granulo-vitreuse très-étendue des muscles servant à la respiration, pectoraux, intercostaux, diaphragme, grand droit de l'abdomen. Les deux sujets étaient morts par asphyxie dans le courant d'une fièvre typhoïde, et les ulcérations intestinales n'étaient qu'au nombre de une ou deux.

Une dégénérescence avancée des fibres du cœur fut observée une fois par Zenker, chez un malade mort subitement ; M. Hayem l'a rencontrée plusieurs fois dans les mêmes circonstances chez des typhiques. Aucune autre lésion n'expliquait cette mort subite. Quatre fois sur 14 fièvres typhoïdes, M. Laveran trouva le cœur en dégénérescence granuleuse.

Mais ce ne sont point seulement les muscles qui, dans les fièvres graves, sont frappés de dégénérescence : les petits vaisseaux sanguins, les glandes elles-mêmes ont présenté des altérations. En 1867, M. Hoffmann signalait l'altération vasculaire dans la fièvre typhoïde. M. Hayem et M. Laveran rencontrèrent plus tard de l'endartérite dans les petits vaisseaux du cœur de typhiques ; M. Laveran constata la dégénérescence granuleuse des petits vaisseaux d'autres organes, peau, reins, etc., dans bon nombre de cas de fièvre typhoïde, de variole et de scarlatine ; c'est même, d'après lui, à la dégénérescence granuleuse de l'épithélium des tubuli, bien plutôt qu'à une dyscrasie, qui n'est rien moins que démontrée, que doit être rapportée l'albuminurie des maladies aiguës.

En juillet 1869 et en juin 1870, M. Liouville faisait à la Société anatomique des communications sur la stéatose glandulaire généralisée dans la variole, et disait avoir observé des lésions analogues dans le cœur, dans les muscles, en général, et ceux du larynx en particulier. M. Laborde apporta le résultat de ses propres obs ervations à l'appui et affirma qu'il avait constamment trouvé cette stéatose des glandes dans les fièvres graves. « La stéatose des muscles du larynx et du voile du palais, ajoutait-il, accompagne presque toujours l'angine. On y trouve des granulations graisseuses dans les muscles et de l'altération des nerfs. »

Après une aussi longue énumération de faits d'aussi grande valeur, le mode d'action des fièvres graves, des maladies aiguës sur nos fonctions et nos forces vitales, ne doit plus et ne peut plus rester enveloppé de ces formules vagues d'adynamisme, d'épuisement d'allanguissement, d'empoisonnement qui n'expliquent rien et ne sont que des répétitions variées des termes mêmes de la question. C'est la cause prochaine, le mécanisme de l'adynamisme que ces faits de MM. Zenker, Hayem, Liouville et Laveran nous font voir de près, c'est la lésion anatomique, cause des troubles fonctionnels, qu'ils nous font toucher du doigt : muscles, petits vaisseaux et glandes, tous ces organes sont profondément altérés. Et ce n'est point une pure conception rationnelle que cette perturbation nutritive et moléculaire : les traces en sont manifestes, appréciables ; l'anatomiste les voit et les distingue, il les classe même, tant l'évolution de cette perturbation est un fait matériellement saisissable.

Les convalescents de fièvre typhoïde et de typhus meurent quelquefois de syncope (Dieulafoy, Laveran, Jacquot) : il n'y a rien là d'étonnant, disait-on ; l'organisme est profondément débilité, le sang est considérablement appauvri ; la fonction nerveuse est elle-même affaiblie.

Sans doute, de pareilles explications n'étaient point compromettantes ; il est possible même qu'il faille encore s'en contenter dans beaucoup de cas, car tous les problèmes ne sont point résolus ; mais le domaine des faits inexpliqués n'en diminue pas moins de jour en jour devant les progrès de l'anatomie pathologique, et c'est elle qui nous éclaire sur le mécanisme de ces syncopes, en nous montrant d'une part la dégénérescence de la fibre du cœur, d'autre part les troubles de la circulation propre de sa paroi.

N'est-ce point de même à une altération persistante des fibres striées qu'il faut attribuer aujourd'hui certaines atrophies et impuissances musculaires de la convalescence des fièvres typhiques ? Sans doute, dans la plupart des cas, il y a, l'affection aiguë terminée, une régénération de la fibre contractile et, si le mode de cette régénération est encore inconnu, il n'en est pas moins certain que M. Laveran, dans des autopsies d'individus morts pendant la convalescence de la fièvre typhoïde, n'a plus trouvé de fibres dégénérées, remplies d'éléments cellulaires, mais seulement des fibres grêles et faiblement striées. L'objection n'aurait point de valeur, puisque précisément ces sujets n'étaient point paralysés.

Les atrophies musculaires, consécutives aux maladies aiguës, ont été, du reste, l'objet d'une étude toute spéciale dans le mémoire de M. Gubler sur la paralysie amyotrophique (1861) ; des observations d'atrophie à la suite d'angine diphthérique, de choléra, d'érysipèle et de fièvre typhoïde y ont été rapportées et analysées ; le fait d'une dénutrition des muscles striés, engendrée par les fièvres graves, et poussée au point d'entraver complétement la fonction, n'est donc point une nouveauté. La coïncidence fréquente d'une albuminurie intense, expression de ce mouvement dénutritif, n'échappa pas non plus à l'observation. A notre avis, c'est la dystrophie musculaire, démontrée pur l'examen microscopique dans la période d'état qui permet de comprendre l'amyotrophie de la convalescence.

Il y a plus : les fièvres graves produisant dans le système musculaire, le système vasculaire et le système glandulaire des lésions appréciables, il serait singulier que le tissu nerveux central ou périphérique fût privilégié au point de rester indemne. Quand on voit la dégénérescence pénétrer les parois des petits vaisseaux de la peau et des muscles, envahir les plus fines fibres musculaires et les infiltrer de noyaux, on a de bonnes raisons de croire que le même processus n'est pas sans attaquer en même temps les centres nerveux, comme aussi les filets qui s'épanouissent dans la peau et ceux qui plongent, en venant se confondre avec elle, dans la fibre contractile. Mais on conçoit qu'il faille quelquefois, pour découvrir ces lésions, un examen microscopique, de même que pour constater celles des muscles, des vaisseaux et des glandes : cet examen est encore à faire.

Si donc à la dégénérescence des petits vaisseaux qui arrosent et nourrissent le tissu nerveux, vient s'ajouter celle de la substance propre elle-même, il n'y a plus lieu de s'étonner de tous les troubles sensitifs et moteurs qui constituent le tableau des paralysies consécutives aux fièvres graves. Et qu'on ne dise pas surtout que la régénération des éléments altérés est un fait difficilement acceptable :

les faisceaux musculaires dégénèrent profondément, et pourtant ils recouvrent leur structure normale.

Telles sont les lésions anatomiques qui constituent, à notre avis, dans un grand nombre de cas, la pathogénie des paralysies consécutives aux fièvres typhiques, de celles, en particulier, que ni leur marche clinique, ni les recherches incomplètes de l'autopsie n'ont permis de rattacher à une lésion définie des centres nerveux. Ces lésions et leurs conséquences admises, on conçoit qu'un certain nombre des paralysies auxquelles elles donnent lieu soient dues à une lésion propre des régions qu'elles occupent, qu'elles aient, comme l'a dit M. Gubler, « leur raison dernière dans l'état même des parties qui en sont affectées et méritent la dénomination de périphériques, par opposition à celles qui se rattachent à une lésion des foyers du sentiment et du mouvement. » On conçoit aussi de la sorte que la distribution de ces paralysies périphériques soit si souvent irrégulière, bizarre, qu'elles soient tantôt généralisées, tantôt complètes, tantôt fugaces, tantôt permanentes et qu'elles entraînent enfin la mort, lorsque la lésion envahit des organes essentiels comme le cœur. Les heureux effets du traitement tonique ne font qu'appuyer et fortifier cette théorie pathogénique.

De cette étude des paralysies consécutives à la fièvre typhoïde et au typhus nous concluons :

1° Les paralysies consécutives à la fièvre typhoïde ne sont point, comme on l'a dit, des complications exceptionnelles : les faits de mort subite par syncope et de paralysies de l'accommodation des premiers jours de la convalescence non comptés, on peut encore réunir 50 exemples au moins de ces accidents consécutifs.

Les cas de paralysies après le typhus pétéchial sont infiniment moins nombreux : la rareté de cette maladie en France et le long temps pendant lequel elle ne fut point distinguée du typhus abdominal expliquent cette faible fréquence.

2° Ce n'est point seulement après les formes graves de la dothiénentérie que ces paralysies apparaissent, comme le pensait Trousseau; elles se montrent aussi après des formes essentiellement bénignes. Mais, dans ces cas, la durée des accidents a semblé moins longue.

3° La forme et la nature de ces paralysies sont variables; elles n'offrent pas de type commun : c'est la paraplégie qui s'est montrée le plus fréquemment. On a observé les accidents sur toutes les parties du corps : l'amyosthénie stomacale elle-même n'est pas rare; ils ont frappé aussi tous les modes de la sensibilité, et le cœur lui-même n'a pas été épargné. L'intelligence, si souvent altérée dans la convalescence de la fièvre typhoïde, lorsque cette dernière n'est point suivie d'accidents paralytiques, n'a été troublée que trois fois dans les cas de paralysie consécutive.

4° 7 fois il y eut paralysie gutturale, comme après les angines, et pourtant on n'avait point remarqué d'accidents gutturaux dans le cours de la maladie.

5° L'époque d'apparition et la durée des accidents ne sont pas moins variables que leur forme. Il y en eut qui, deux ans après, n'avaient point encore disparu.

6° La terminaison mortelle dans les cas de paralysie des membres est très-rare. Les morts subites de la convalescence sans accidents paralytiques concomitants semblent avoir été plus fréquentes : on s'est accordé à les mettre sur le compte d'une paralysie du cœur.

7° Au point de vue pathogénique, ces paralysies ne méritent point davantage de former un groupe unique. Dans le plus grand nombre des cas, elles sont dues à des lésions matérielles des centres nerveux ou de la périphérie, altérations de tissu directement liées à la période active de la maladie, mais dont les manifestations sont plus ou moins tardives. Dans quelques autres moins nombreux, la lésion ne se déclare que sur la fin de l'affection ou dans les premiers jours de la convalescence, sous des influences occasionnelles le plus souvent nconnues; mais le mécanisme de la paralysie est évident. Dans un rès-petit nombre de cas seulement, le mécanisme ne peut être établi : encore les renseignements sont-ils véritablement insuffisants.

CHAPITRE IV

Paralysies consécutives a la variole.

La richesse de l'observation ancienne à l'égard des paralysies post-varioliques a permis à M. Imbert Gourbeyre de fournir à la science une abondance de documents qu'explique seul, à notre avis, le nombre si grand autrefois, aujourd'hui tant diminué, des cas de variole.

En ajoutant aux faits relatés par M. Imbert Gourbeyre les observations fondamentales rapportées dans le mémoire de M. Gubler, une observation remarquable due à M. H. Liouville, une autre de M. Damaschino, deux faits cités par M. le professeur Depaul, et quatre autres enfin que nous avons recueillis dans les relevés statistiques de l'hôpital militaire de Bourbonne-les-Bains, il se trouve que l'on peut fixer à 24 cas au moins le nombre des paralysies post-varioliques. Nous sommes loin déjà des 3 cas de paralysies consécutives auxquels M. G. Sée réduisait le bilan des fièvres éruptives et dont il s'autorisait pour formuler cette conclusion : « Si les fièvres éruptives provoquent parfois des accidents nerveux consécutifs, ceux-ci ne prennent pour ainsi dire jamais la forme paralytique.

OBSERVATION Ire.

Variole discrète. — Paralysie infantile à forme paraplégique. — Atrophie et déformation du membre inférieur gauche. — Symptômes moins marqués à droite. — Rougeole intercurrente. — Mort. — Autopsie faite six mois après le début de la paralysie. — Lésions spinales et musculaires. (Damaschino, Gazette médicale de Paris, 11 novembre 71, obs. 2.)

Couturat, 2 ans et demi, entre à l'hôpital le 20 janvier 1869. Un peu rachitique, aurait eu, il y a six mois, une variole qui a dû être discrète, car elle n'a point laissé de traces. Il marchait bien auparavant. Dans la convalescence, lorsqu'on voulut le lever, on s'aperçut qu'il ne pouvait se soutenir sur ses jambes. Electrisation ; la paralysie s'améliora sensiblement surtout du côté droit. Paraplégie : jambe gauche plus inerte et d'un moindre volume que la droite. La paralysie affecte spécialement les muscles de la région antérieure de la jambe et aussi les péroniers. Contractilité électrique perdue. Sensibilité intacte. Aucune douleur.

Autopsie. — Foyer de ramollissement blanchâtre occupant la partie antérieure de la substance grise à la région lombaire gauche. A droite, il y avait aussi du ramollissement. L'affection médullaire s'étendait à la région dorsale : il y avait atrophie partielle des cellules motrices et un certain degré de sclérose des faisceaux antéro-latéraux jusque dans la moelle cervicale.

Les enseignements à tirer de cette observation sont nombreux : Elle est d'abord un exemple de paralysie infantile consécutive à une fièvre éruptive; or nous avons recueilli d'autres faits analogues tant près la variole qu'après la rougeole et la scarlatine. Par ces observations se trouve donc infirmée la portée de l'assertion de M. G. Sée qui, après avoir avancé que les paralysies consécutives aux fièvres éruptives sont des plus rares, ajoute : Cela est si vrai que, dans les nombreux cas de paralysies dites essentielles que j'ai eu l'occasion d'observer chez les enfants, il ne m'a pas été possible une seule fois d'invoquer l'influence de ces pyrexies. » En second lieu, cette paralysie est un cas de relation évidente entre une lésion médullaire et l'atrophie musculaire; sans doute la lésion rachidienne eut son origine dans la congestion lombaire qui est le propre de la variole. C'est aussi un fait à ajouter à la série des observations de paralysies infantiles détachées de la classe des paralysies essentielles par les investigations plus approfondies des anatomo-pathologistes. Notons enfin la prédominance de la paralysie dans le membre inférieur gauche et en particulier dans les muscles antérieurs de la jambe et les péroniers; les paraplégies consécutives à la fièvre typhoïde ont présenté aussi cette sorte de préférence pour le côté gauche, dans tous les cas où il y eut prédominance latérale des accidents.

L'observation suivante due à Deshais et tirée des thèses de Haller nous a semblé devoir être rapportée, comme celle de Damaschino, à une lésion médullaire.

OBSERVATION II.

Ravisé, octodecim annos natus, Fabri filius, ex variolis circa tertium ætatis annum, incidit in hemiplegiam dextri lateris : aquæ balerucanæ frustra tentatæ fuerant, latus dextrum macilentum et atrophia confectum est, manus juxta carpum inflexa, angulum cum ulna acutum efficit, digiti quidem immobiles, et in se invicem oppressi, non tamen multum rigidi, sed frigidi et paululum contracti, sensu motuque, ut brachium, destituti. Tibia ejusdem lateris exsucca frigida, paululum brevior, unde claudicatio. Verum quod pejus, a pueritia adolescens ille frequentissimis epilepsiæ perfectæ paroxysmis convellitur.

N'est-ce point là encore une paralysie infantile consécutive à une fièvre éruptive ?

Mais les exemples de déterminations médullaires d'origine variolique ne se réduisent point à ces deux exemples : le fait suivant de sclérose postérieure est l'exemple le plus remarquable que nous connaissions de localisation spinale due à la variole.

OBSERVATION III.

Variole. — Phénomènes nerveux multiples après la maladie. — Sclérose consécutive. — Altérations dans l'articulation du langage. (Observation par MM. Béhier et Liouville.)

Chaumette (Augustine), 24 ans, lingère; entre le 30 juillet 1871 à la salle Saint-Antoine, n° 18, Hôtel-Dieu, service de M. le professeur Béhier. Cette femme fait remonter à huit mois la maladie qui l'amène à l'hôpital. Auparavant santé parfaite. Autrefois nerveuse, très-impressionnable au moment des orages. Réglée à 17 ans; l'établissement de la menstruation se fit difficilement : pendant quelques mois étourdissements et forts maux de tête. Depuis, la fonction s'accomplit régulièrement. Mariée à 21 ans : premier enfant dix mois après et un deuxième il y a quinze mois. Couches normales; a nourri ses enfants lesquels se portent bien. En octobre et septembre 1870 grandes fatigues et fortes émotions : a dû soigner jour et nuit son premier enfant atteint de scarlatine, puis son mari pour la même affection ; or à ce moment elle allaitait son second enfant; toutefois elle avait conservé un état de santé relatif assez bon : amaigrissement, mais fonctions digestives intactes. La malade insiste sur un changement particulier qu'elle vit se produire dans son caractère : elle devint, dit-elle, très-facilement irritable et la moindre contrariété lui occasionnait des colères et un tremblement marqué surtout dans les membres supérieurs. C'est dans de pareilles conditions qu'au mois de novembre dernier elle fut atteinte de la variole qui régnait épidémiquement à Tours, ville qu'elle habitait alors.

Elle perdit connaissance pendant huit à dix jours; on lui mit la camisole de force L'éruption fut de moyenne intensité. Après dix jours la fièvre disparut, la malade reprit connaissance, mais elle se trouvait dans un état de faiblesse extrême, n'avait la force de faire aucun mouvement ni de retenir la salive; elle bavait continuellement. Quand elle parlait, personne ne la comprenait; il lui semblait que sa langue l'embarrassait dans sa bouche; qu'elle ne pouvait la faire tourner comme d'habitude. Il lui semblait de plus que son esprit était, comme ses forces, très-affaibli. Il lui arriva plusieurs fois de demander un crayon pour écrire ce qu'elle voulait dire; mais il lui était impossible d'écrire, elle tremblait, tenait difficilement le crayon et le posart à une distance assez grande du lieu où elle devait tracer les mots. « Je tremblais à ce moment, comme un vieillard tremble, dit-elle, je tremblais ainsi des bras, des mains et des épaules. Elle ne pouvait atteindre avec le doigt un objet qu'elle cherchait, mais touchait pendant longtemps les points avoisinants. Au bout de six semaines, les forces revinrent un peu et la parole alors put être comprise, mais elle était trainante et saccadée: toutefois, deux mois encore après la maladie, la malade ne pouvait presque parler; sa langue ne manœuvrait que très-péniblement, mais il n'y avait aucune difficulté pour trouver les mots. Intelligence et mémoire intactes. Les autres fonctions avaient repris leur intégrité normale; l'appétit était excellent, les forces revenaient; aucune douleur, aucun fourmillement; fonction menstruelle rétablie au douzième jour de la maladie.

Après un laps de quatre mois, la malade essaya pour la première fois de marcher; deux personnes la soutenaient, mais elle marchait très-irrégulièrement avec une ataxie des plus marquées; elle jetait ses pieds, dit-elle, à droite et à gauche et la plante frappait le sol. A cette époque elle alla à la campagne et y resta jusqu'au jour de son entrée à l'hôpital. C'est vers ce moment qu'elle éprouva pendant cinq ou six jours un phénomène très-important dans l'espèce: elle eut, dit-elle, des fourmillements, des picotements dans la jambe et surtout à la plante des pieds. Ils cessèrent aussitôt qu'elle reprit l'exercice de la marche qu'elle avait dû interrompre pendant ces cinq ou six jours à cause de la présence des Prussiens dans le pays. Depuis ces fourmillements n'ont jamais reparu. Elle n'a fait aucun traitement, elle a pris deux bains sulfureux seulement.

A la campagne, amélioration assez notable. Parole moins trainante, moins embarrassée, plus distincte; mouvements des bras et des mains moins ataxiques, elle parvint à marcher seule en s'appuyant le long des murs; ne put jamais marcher sans soutien. Il faut aussi remarquer que la sensibilité des pieds a toujours semblé intacte; la malade a toujours très-bien apprécié, sans les voir, la qualité des objets qu'elle foulait sous les pieds; elle pouvait, de plus, marcher les yeux fermés. Aucune diminution, aucun changement dans ses appétits génésiques qui étaient, dit-elle, peu développés avant la maladie.

Entrée le 30 juillet 1871. — Etat actuel : constitution assez frêle; teint pâle. Répond avec beaucoup de précision; possède toute la plénitude de son intelligence et de sa mémoire. Est moins impressionnable que dans les cinq premiers mois qui suivirent la maladie. Vue, goût, ouïe, odorat intacts. Légères altérations du sens du toucher : elle a la notion du contact du doigt, mais elle n'a pas une conscience exacte du point touché et se trompe de quelques centimètres en voulant le désigner. Au-dessous d'un intervalle de 6 centimètres, entre deux points de contact, elle n'en accuse qu'un seul. Sensation des temp ratures assez bien conservée. Sensation de la forme et de la consistance des objets presque saine à la plante, elle n'y est que lente. Ni douleurs, ni fourmillements, ni picotements. Aucun point douloureux le long du rachis. Ce qui domine surtout, lorsqu'on l'interroge, c'est la modification qu'a subie l'articulation du langage. Il lui semble qu'elle ne peut dégager facilement sa langue. La parole est saccadée. Beaucoup de mots sont mal prononcés, surtout lorsqu'elle parle vite. En parlant lentement, elle prononce beaucoup mieux et même à peu près bien. Elle ne peut arriver à prononcer les *h*. Elle doit aussi faire grande attention pour prononcer les *j*. La parole est bientôt coupée par de fortes inspirations qui se succèdent plus ou moins vite. Sa façon d'articuler la fait ressembler aux étrangers, aux Anglais surtout, qui ont peu l'habitude de notre langue et font effort pour la prononcer. Quand on lui dit de porter le bout de l'index sur le bout du nez, elle y réussit presque sans dévier, si elle procède avec lenteur; autrement sa main décrit un trajet tortueux et n'arrive au point cherché qu'après des tâtonnements.

Marche difficile, se fait à petits pas; le pied frappe la terre sans mesure et comme convulsivement; le talon frappe d'abord et la plante le suit rapidement.

Menstruation normale. Appétit excellent; digestions parfaites. Miction régulière; pouls lent, régulier, rien au cœur.

La respiration présente un phénomène assez particulier; l'inspiration semble convulsive. elle est vive et rapide. Toutes les vésicules semblent se dilater d'un seul coup. Je ne puis mieux comparer ce phénomène qu'aux inspirations convulsives qui se font chez les enfants à la suite de pleurs prolongés.

De temps en temps, la malade rit ou pleure sans motifs.

On commence un traitement par le nitrate d'argent. Pendant quelques jours, 1 pilule de 1 centigramme, puis 2 pilules par jour.

Au point de vue de la symptomatologie habituelle de la sclérose postérieure, l'absence de douleurs et l'ataxie des muscles respirateurs sont les caractères les plus remarquables de cette observation. Nous avons plusieurs fois rencontré, cet hiver, dans le service de M. le professeur Béhier, à l'Hôtel-Dieu, de semblables troubles de l'articulation du langage chez des ataxiques : trois malades y parlaient de la façon traînante et saccadée dont il est fait mention pour la femme Chaumette.

Quant à l'origine de cette sclérose, on ne saurait évidemment refuser de la rattacher à la variole : cette dernière fut la cause déterminante; que son influence ait été favorisée par l'état nerveux antérieur du sujet, la chose n'est point impossible; il est aussi démontré, par des faits nombreux, que les professions de lingère, de blanchisseuse sont de puissantes causes prédisposantes des affections de la moelle. On conçoit que sur un pareil terrain les profondes perturbations vaso-motrices produites par l'infection variolique dans le cordon spinal aient pu aboutir à un travail inflammatoire chronique.

La paraplégie complète de l'observation 20, de M. Gubler, peut aussi être mise sur le compte d'une localisation spinale Les douleurs atroces de la région lombaire pendant la période active de la varioloïde, douleurs qui furent remplacées par une paralysie du mouvement des membres inférieurs et une hyperesthésie de ces mêmes parties, à laquelle succéda bientôt de l'anesthésie, autorisent cette supposition.

La lésion fut-elle bornée aux méninges? Quelle en fut la nature? Tout ce que nous nous croyons en droit de penser, c'est que les éléments nerveux ne furent point détruits, puisque la guérison fut complète.

OBSERVATION IV.

Varioloïde. — Douleurs lombaires atroces. — Paraplégie consécutive. — Hyperesthésie d'abord, puis anesthésie. — Vessie et rectum épargnés. — Guérison.

Homme de 30 ans, convalescent d'une fièvre typhoïde; il faisait de longues promenades malgré un peu de faiblesse des jambes Varioloïde un mois après le début de cette convalescence : douleurs lombaires atroces, trois larges applications de sangsues loco-dolenti ; bains prolongés. A l'issue de la maladie, diminution considérable des douleurs, mais paralysie complète des membres inférieurs. Au début, hyperesthésie; plus tard anesthésie, surtout de la région des reins. Il lui semble que cette partie du corps n'est pas tout à fait à lui. Miction et défécation parfaites. Jamais de crampes, ni de constriction thoracique. Amélioration, puis guérison complète.

La fièvre typhoïde avait déjà laissé après elle, une certaine faiblesse des membres inférieurs : la partie inférieure de la moelle était préparée à recevoir l'influence mauvaise du processus variolique.

La fameuse observation de la femme Poyel (obs. 21 de Gubler), est l'analogue de l'observation 4 de nos paralysies post-typhiques : la paralysie fut ascendante aiguë dans les deux cas; dans les deux cas aussi, la fièvre, la marche rapide des accidents, les douleurs étendues à toute la région spinale, la disparition rapide de la paralysie chez le malade d'Ollivier, sa terminaison promptement mortelle, et l'absence de lésion à l'examen microscopique chez la femme Poyel, constituent autant de raisons en faveur d'une congestion méningo-spinale. Sans doute ces deux faits ne laissent pas d'offrir beaucoup d'analogies avec l'observation 29 des paralysies post-typhiques ; Jehl Thérèse n'eut ni fièvre, ni douleurs spinales. Mais le mécanisme de la mort fut chez elle celui qu'il fut chez la femme Poyel, à savoir une paralysie des muscles respirateurs.

OBSERVATION V.

Variole confluente. — Dans la convalescence, paralysie ascendante aiguë. — Fièvre et douleurs spinales. — Mort au dixième jour par extension de la paralysie aux muscles respirateurs. (Gubler, obs. 21.)

Femme Poyel, 23 ans; vaccinée, bonne santé habituelle; onze jours après l'éruption était en convalescence, et s'était levée deux fois, quand, le 18 janvier, en allant à la garderobe, elle ressentit comme une brûlure dans la nuque et s'affaissa sans pouvoir se relever; paralysie subite et complète du mouvement et de la sensibilité des membres abdominaux, des parois abdominales jusqu'aux deux seins, et du bras gauche jusqu'à la partie moyenne de l'humérus; élancements dans le bras gauche, comparés à des brûlures. La percussion cause tout le long de la colonne vertébrale des douleurs analogues à celles du bras; rétention d'urine très-douloureuse, respiration très-fréquente et très-anxieuse; visage allumé, pouls petit, très-irrégulier, 130; constipation. Sangsues, calomel à doses réfractées, huile de ricin, 1 goutte de croton, 2 cathétérismes par jour. Huit jours après il y a de l'incontinence fécale, le bras droit auparavant un peu atteint a repris ses fonctions. La peau est toujours sèche, le pouls très-fréquent, la langue recouverte d'un enduit épais, la respiration très embarrassée. Au dixième jour la malade succombe à une véritable asphyxie.

Trousseau, M. Lasègue firent l'autopsie : le cerveau, la moelle, les méninges ne montrèrent pas la plus petite trace d'inflammation.

La paraplégie de la malade de M. Contour (Gubler, obs. 19), laquelle ne marchait encore que très-péniblement dix-huit mois après le début des accidents, ne saurait être facilement rapportée à un processus anatomique défini. Toutefois, c'est à l'idée d'une exsudation séreuse dans la partie inférieure du canal rachidien que nous nous rattachons le plus volontiers : l'absence de symptômes aigus, de douleurs lombaires, l'allure de la paralysie qui parut subitement, sans prodromes, et du premier jour fut presque complète, semblent plus favorables à cette opinion qu'à celle d'un ramollissement.

OBSERVATION VI.

Varioloïde discrète. — Convalescence confirmée. Paraplégie subite. — Paralysie du rectum et de la vessie, incontinence, inconscience absolue. — Eschare et nécrose du sacrum (Gubler, obs. 19).

Jeune fille de 18 ans. Varioloïde discrète, rien d'anormal. 24 jours après le début, la malade s'étant déjà promenée plusieurs fois, tout à coup, en se levant, elle s'affaissa sans pouvoir se relever : paraplégie subite et complète avec perte considérable de la sensibilité; les jours suivants la paralysie gagne le rectum et la vessie; incontinence complète, inconscience absolue, puis large eschare et nécrose du sacrum. Cet état dura plusieurs mois; puis peu à peu la sensibilité reparut, après elle la motricité, dans une jambe d'abord, puis dans les deux et aussi le fonctionnement normal de la vessie et du rectum. En même temps des douleurs spontanées et profondes se faisaient sentir dans les membres inférieurs, amenant une contraction spasmodique des membres et des mouvements involontaires. Les réflexes revinrent à la plante avec la sensibilité. Après dix-huit mois la malade marchait très-péniblement.

OBSERVATIONS VII et VIII.

Variole confluente. — Anesthésie profonde des extrémités inférieures. (Communication écrite de M. le professeur Gubler.)

« M. Depaul a vu un homme de 36 à 40 ans, présenter à la suite d'une varioe confluente une anesthésie profonde des extrémités inférieures, tellement qu'il ne sentait pas le sol et n'avait pas la conscience de la résistance que ses pieds rencontraient pendant la marche. Cette anesthésie se dissipa lentement et elle n'avait pas complétement disparu dix-huit mois ou deux ans après.

(Argumentation de la thèse de M. Gouheau sur les complications de la variole 9 août 1869). »

Cette anesthésie fut-elle due à la lésion profonde du derme qui caractérise l'éruption variolique? Mais pourquoi se limita-t-elle aux membres inférieurs? La relation des faits est trop incomplète pour qu'on en puisse tirer d'autre conclusion que celle de l'existence d'une paralysie périphérique, au sens adopté par M. Gubler, c'est-à-dire due à une lésion propre de la région paralysée.

Dans la série des paralysies périphériques, nous rangerons encore les cas suivants :

OBSERVATION IX.

Variole. — Atrophie et paralysie consécutive des muscles deltoïdes.

Flavin, 7e régiment de chasseurs à cheval; 24 ans; entre à l'hôpital de Bourbonne-les-Bains le 15 mai 1855. Il y a six mois, après avoir eu la petite vérole, le malade acccusa une grande faiblesse dans les bras. Atrophie et paralysie des muscles deltoïdes. Pleurésie chronique survenue postérieurement. Rien ne faisait présager la mort; le 29 mai, pendant un orage, il mourut presque subitement.

OBSERVATION X.

Variole confluente. — Paralysie consécutive du bras droit.

Deitte (Émile), lieutenant au 19e bataillon de chasseurs à pied; 28 ans. Variole confluente datant de quatre mois; délire continu tout le temps que dura la fièvre. A la sortie de cet état grave il s'aperçut que le bras droit était engourdi complétement; le mouvement de la main et de l'avant-bras est revenu aujourd'hui : le deltoïde seul est encore malade et les mouvements d'élévation des épaules sont impossibles. La paralysie a été limitée au seul membre supérieur droit. La contractilité, la sensibilité du deltoïde et la sensibilité de la peau à ce niveau sont entièrement abolies; le muscle est atrophié. A la cinquième séance d'électricité, l'atrophie a diminué légèrement. A la neuvième la sensibilité reparaît.

OBSERVATION XI.

Variole. — Paralysie consécutive des deux avant-bras et du pied droit. — Amélioration considérable.

Tartinville (Étienne), 27e de ligne, 22 ans, constitution bonne. Hôpital de Bourbonne 16 juillet, 8 septembre 1855. A l'entrée, paralysie des deux mains et du pied droit. Flexion et extension des doigts très-limitées et indécises. Aucune force dans les parties; pas d'amaigrissement ni de douleur. Cette paralysie est consécutive à une variole qui se déclara dans le mois de février. —38 bains et 38 douches; amélioration considérable.

A propos des vertus de la liqueur de corne de cerf, les médecins de Breslau citent le fait suivant :

OBSERVATION XII.

Variole confluente. — Convulsions épileptiformes, puis paralysie générale avec aphonie. — Guérison. (Historia morborum Vratislaviæ 1706. Imbert-Gourbeyre.)

Virtutem sane maximam exercuit in filiola tertium ætatis annum egressa, quæ, durantibus aliquando post variolarum cohorrentium copiosam eruptionem epilepticis motibus, non sine magna difficultate liberata, in gravissimum malum, aphoniam et paralysim totius corporis incidit. Illa sane ex assiduo liquoris hujus per multas septimanas usu, tantum est consecuta beneficii, ut cum sanitate rediret in gratiam.

Comme la fièvre typhoïde, la variole fut suivie de paralysie gutturale généralisée : la seule observation 22 de M. Gubler (fait de M. Pidoux) est un exemple incontestable de cette forme de paralysie. Nous citerons des cas d'aphonie et de mutité dans lesquels on ne mentionne pas de paralysie palatine antérieure. De même que dans les cas de paralysies gutturales post-typhiques, il n'y avait pas eu non plus d'angine notable pendant la variole.

OBSERVATION XIII.

Variole discrète. Dans la convalescence, paralysie gutturale et paralysie des 4 membres.

Garçon de 25 ans, variole discrète. Vers l'époque de la dessiccation, nasonnement, retour des boissons par le nez, paralysie du voile du palais lequel flotte comme une masse flasque et inerte.

Il n'y avait pas eu d'angine notable pendant la maladie.

Bientôt douleurs vives et crampoïdes dans les deux triceps cruraux successivement, d'abord dans le gauche, puis après quelques jours dans le droit. Bientôt paralysie presque complète, marche tout à fait impossible. Quinze jours après paralysie des deux membres supérieurs; abattement, tristesse profonde. Retour graduel des fonctions dans l'ordre de leur disparition : voile palatin, membres inférieurs, puis membres supérieurs. Le malade mit deux mois et plus à reprendre l'usage de toutes cesparties. Il sortit très-valide. Le traitement consista en frictions stimulantes, quin- quina, café et bains sulfureux.

Nous devons à M. Imbert Gourbeyre la connaissance des faits suivants recueillis dans les anciens auteurs ; malheureusement, ou les observations font défaut, ou elles se réduisent presque à de simples mentions de la forme et de la terminaison des accidents.

Variole discrète : une quarantaine de pustules varioliques ; paraplégie chez un enfant de 11 ans ; elle dura six mois (Freind).

Variole inoculée : aphonie et paraplégie consécutives (Alex. Monro).

Variole : à la suite paraplégie ; guérison spontanée, chez une fille de 14 ans (Lucas).

M. Tessier (Art médical, sept. 1856), dit avoir vu un cas de paraplégie survenir à la suite d'une variole confluente.

Dance relate le fait d'un maçon qui s'était fait, au petit doigt, une blessure en soulevant une pierre. Le lendemain, il fut pris de courbature et de fièvre, puis, d'une petite éruption de boutons pustuleux. Au bout de huit jours : paraplégie s'établissant rapidement (Archiv. gén. de méd., nov. 1832).

Dans le Journal de médecine, 1764, Hazon cite un fait d'hémiplégie variolique ;

Mauduyt, une hémiplégie au trente-quatrième jour ;

Bouillet, une paralysie consécutive d'un bras ;

Fabrice de Hilden, une mutité consécutive de sept ans, chez une fille de 3 ans;

Fehr, une aphonie, Quelmalz, une amaurose consécutives.

Enfin, nous avons trouvé dans les statistiques de l'hôpital de Bourbonne un quatrième cas de paralysie d'un membre supérieur : Gonnet, paralysie du membre supérieur gauche, suite de variole.

On peut résumer en quelques propositions cette étude des paralysies poste-varioliques :

1° Les paralysies consécutives à la variole se sont montrées moins fréquentes que les paralysies post-typhiques.

2° Les formes bénignes de la maladie primitive ont été suivies d'accidents paralytiques.

3° La forme et la nature de ces accidents sont des plus variables : ils sont presque de tous points comparables à ceux qui suivent la fièvre typhoïde.

Nos 24 cas se décomposent en 9 paraplégies, 1 ataxie locomotrice, 3 hémiplégies, 3 paralysies généralisées, dont 1 gutturale, 4 paralysies des membres supérieurs, 1 paralysie ascendante aiguë, 1 mutité, 1 aphonie, 1 amaurose.

Le cœur ne semble pas avoir jamais été paralysé : rappelons à ce propos que les cas de dégénérescence des muscles de cet organe mentionnés par Zenker, MM. Hayem et Laveran, se rapportent à des typhiques et non à des varioleux.

4° L'intelligence fut toujours conservée.

5° L'époque d'apparition et la durée des accidents ne sont pas moins variables que leur forme.

6° On n'a pas noté de morts par syncope ou paralysie du cœur.

7° La pathogénie de ces paralysies les unit intimement aux paralysies post-typhiques. Comme ces dernières, elles sont dues le plus souvent, et dans les cas où les observations ne sont pas trop incomplètes, à des lésions des centres nerveux ou de la périphérie, altérations que font comprendre et les violentes poussées congestives de la maladie primitive du côté de la moelle, et les autres désordres matériels démontrés ou rendus probables par les travaux de MM. Hayem, Liouville et Laveran.

CHAPITRE V

PATHOGÉNIE DES PARALYSIES CONSÉCUTIVES A LA DIPHTHÉRIE ET AUX ANGINES SIMPLES INFLAMMATOIRES.

Aux fièvres typhiques et à la variole succèdent des accidents paralytiques qui, le plus souvent, se montrent en rapport avec des lésions du système nerveux central ou de la périphérie, démontrées soit par le tableau clinique, soit par les résultats nécroscopiques : ces lésions, nous l'avons vu, sont, pour la plupart, des expressions et des reliquats du processus morbide primitif.

L'asthénie, cet état de dépression générale qu'on invoquait avant les travaux de MM. Zenker, Hayem, Liouville et Laveran, pour expliquer les accidents paralytiques consécutifs, n'étant que l'ensemble des dépressions de chaque fonction, ce mot n'expliquait rien : on connaît aujourd'hui, on a vu et apprécié l'altération de structure correspondant à la plupart des dépressions fonctionnelles. Les paralysies consécutives à la fièvre typhoïde et à la variole doivent donc être détachées de la classe des paralysies dites essentielles, dans laquelle on les rangea si longtemps, mais ne sauraient être séparées elles-mêmes en deux groupes : les grands traits de leur symptomatologie et de leur pathogénie sont identiques.

Restent les paralysies consécutives à la diphthérie et aux angines simples inflammatoires,

Comme la fièvre typhoïde et la variole, la diphthérie est une maladie infectieuse et contagieuse ; l'albuminurie y est fréquente comme dans toutes les septicémies ; M. Millard a signalé une altération spéciale du sang dans les cas de diphthéries malignes ; les organes hématopoiétiques ont été trouvés altérés ; en d'autres termes, diphthérie, fièvre typhoïde et variole sont des maladies de la même classe. N'a-t-on point quelque raison de rapporter les paralysies post-diphthériques à un désordre anatomique du genre de ceux que produisent la fièvre typhoïde et la variole? Ce progrès est accompli aujourd'hui pour la paralysie palatine.

M. le professeur Gubler l'avait nettement expliquée par « une lésion propagée aux rameaux nerveux moteurs, lesquels, primitivement respectés par le travail inflammatoire, finiraient cependant par en subir l'atteinte. » Il admit même une paralysie palatine secondaire de l'espèce des autres accidents, asthénique par conséquent, « sauf à en prouver la réalité par des observations ultérieures. » Le résultat nécropsique publié par MM. Charcot et Vulpian, celui que signalent MM. Lorain et Lépine, sont venus démontrer l'existence de cette altération nerveuse.

L'opinion que nous avons fondée sur les faits rapportés dans ce travail n'est point, dans tous les cas, celle d'une simple propagation de l'inflammation de la muqueuse aux nerfs palatins. Il est incontestable, en effet, et nous l'avons montré, que le siége de la paralysie palatine est quelquefois en rapport avec le siége de la lésion inflammatoire, tant après l'angine diphthérique qu'après les angines simples; mais il est incontestable aussi que des angines très-légères sont suivies de paralysies palatines intenses; qu'après des angines très-graves, le voile du palais conserve toutes ses fonctions; qu'enfin la paralysie du voile a succédé parfois à des diphthéries dans le cours desquelles il n'y avait point eu d'angine appréciable. N'est-on pas autorisé à conclure de ces faits que l'inflammation de la muqueuse n'est point l'unique condition pathogénique de la paralysie palatine? Si la seule phlegmasie de la muqueuse était cause efficiente, les paralysies consécutives aux angines simples, phlegmoneuses, ne seraient-elles pas beaucoup plus fréquentes qu'elles ne sont, et les paralysies gutturales post-diphthériques conserveraient-elles l'écrasante supériorité de nombre qui les distingue?

Ce défaut de proportionnalité entre la phlegmasie et la paralysie consécutive, cette plus grande fréquence des paralysies palatines post-diphthériques comparées aux paralysies palatines qui suivent les angines simples, ont leur raison d'être. Il faut donc admettre une influence spéciale de l'angine diphthérique et, puisque ni l'intensité ni l'existence même de cette angine ne se sont montrées indispensables, une action spéciale du virus diphthérique. En quoi consiste cette action? Dans la fièvre typhoïde et la variole on a trouvé une dégénérescence des plans musculaires du voile palatin, du pharynx, du larynx. Dans la diphthérie cette lésion n'a pas été rencontrée ; la seule névrite a été observée. Wagner a, de plus, vérifié que le chorion muqueux du pharynx est infiltré d'éléments embryonnaires et que jusque dans les couches profondes on en observe parfois un grand nombre autour des capillaires. Buhl a prétendu que cette néoformation pouvait se propager à une certaine distance des limites de la fausse membrane et même hors de la muqueuse. Le processus de l'angine diphthérique semble donc tendre à l'infiltration des nerfs palatins. Cette propriété particulière rend suffisamment compte de la fréquence des paralysies gutturales post-diphthériques en même temps qu'elle permet de concevoir le défaut de proportionnalité observé entre l'intensité de l'angine et celle de la paralysie. Mais il reste toujours ce cas limite d'une absence totale d'inflammation de la muqueuse. Il faut bien admettre que, dans ces quelques cas, l'infiltration des nerfs s'est produite autrement que par propagation.

Pourquoi n'y aurait-il pas quelquefois, en effet, une infiltration nerveuse primitive, dépendant directement de l'infection diphthérique? L'exsudat de la muqueuse gutturale est bien une manifestation de la diphthérie. Pourquoi la névrite ne serait-elle pas de même une expression immédiate de l'infection spécifique, et puisque le virus diphthérique absorbé par une région autre que la muqueuse gutturale a donné lieu parfois à des déterminations angineuses, pourquoi ne produirait-il pas une infiltration des nerfs palatins? Cette névrite ne paraît pas après des phlegmasies intenses de la muqueuse, elle paraît après des phelgmasies très-légères, il ne semble pas irrationnel qu'elle puisse paraître en l'absence de phlegmasie préalable. Ce n'est donc point seulement comme une simple propagation de l'inflammation de la muqueuse que nous envisageons le mécanisme de la lésion nerveuse; nous y voyons encore un processus anatomique spécial, une infiltration qui, dans un certain nombre de cas, est sous la dépendance immédiate de l'Infection diphthérique, sans qu'il soit besoin d'angine intermédiaire.

Les autres phénoménes paralytiques consécutifs à la diphthérie peuvent-ils être de même rapportés à des lésions anatomiques?

M. Gubler le premier distingua les phénomènes paralytiques qui suivent l'amyosthénie palatine en deux classes: les uns sympathiques ou de voisinage, à savoir : les troubles de la vision, que la proximité du ganglion cervical supérieur lui fit attribuer au grand sympathique et les troubles respiratoires eux-mêmes qu'il fait dépendre d'une influence exercée par la phlegmasie gutturale sur les troncs nerveux circonvoisins et notament sur le pneumogastrique ; les autres, diffus, asthéniques.

Il nous semble que là encore M. Gubler, devançant les résultats des observations nécropsiques, découvrit en grande partie le mécanisme paralytique qu'il est permis d'admettre aujourd'hui. S'il est, en effet, après la paralysie gutturale, des accidents qui semblent pouvoir être légitimement rattachés à une propagation de cette lésion dont le point de départ serait le pharynx, ce sont manifestement les paralysies de la langue, des lèvres, de la face, la perte du goût, les cas de surdité, les troubles visuels, la paralysie des muscles de la nuque, les troubles respiratoires, la faiblesse, les intermittences du pouls, tous désordres dont la date d'apparition est d'ordinaire postérieure à celle de la paralysie palatine, le plus souvent antérieure à celle de la paralysie des membres. Le ganglion de Meckel qui fournit les nerfs palatins reçoit par la branche vidienne une anastamose du plexus sympathique qui entoure la carotide interne, par cette même branche un filet du facial, le grand petreux superficiel, de la deuxième branche du trijumeau ses racines sensitives. D'un autre côté, les troncs du glosso - pharyngien, du pneumogastrique, du sympathique, les racines du plexus cervical sont en contact avec les parois du pharynx. N'y a-t-il pas, du reste, encore le plexus pharyngien formé de rameaux du pneumogastrique, du glosso-pharyngien et du ganglion cervical supérieur? S'il est donc une région favorable à la propagation des lésions nerveuses par l'abondance des filets, la multiplicité de leurs origines et de leurs anastomoses, c'est précisément la région pharyngo-palatine Il y a plus: M. Liouville a trouvé le nerf phrénique altéré; rien d'étonnant, en effet, à ce que les 3e, 4e et 5e paires du plexus cervical aient subi quelque atteinte. C'est donc encore une lésion des nerfs par propagation que l'on est en droit d'admettre pour les paralysies de voisinage de M. Gubler, lésion qui peut, du reste, n'être que très-légère. Dans sou observation I du mémoire sur les paralysies amyotrophiques, M. Gubler a insisté sur la lésion du nerf vague.

Mais ce que nous avons dit du mécanisme de la propagation de la phlegmasie gutturale se représente à l'occasion des paralysies de voisinage: puisque des diphthéries non angineuses, des diphthéries cutanées ont été suivies de ces sortes d'accidents, la propagation de l'inflammation gutturale n'est donc point la condition pathogénique unique et indispensable des paralysies dites de voisinage, D'un autre côté il faut tenir compte aussi de ce privilége qu'a la diphthérie d'être bien plus fréquemment que les autres angines suivie de semblables accidents : or c'est dans tous les cas à la lésion nerveuse périphérique établie par MM. Charcot et Vulpian, Lorain et Lépine, Liouville et L. Buhl qu'en l'absence de lésions jusqu'ici constatées des centres nerveux nous attribuons la paralysie; le mécanisme d'une propagation de la néoformation guttturale n'étant point toujours suffisant, il est permis de croire, dans certains cas, à une infiltration directe, immédiate, sans localisation gutturale préalable, des troncs nerveux dont il a été parlé plus haut.

Il y a plus : l'intéressante nécropsie de Buhl a montré que l'infiltration des nerfs pouvait s'étendre jusqu'aux racines spinales elles-mêmes et aux ganglions rachidiens. Ne faut-il point voir dans cette lésion la raison anatomique des accidents paralyptiques des membres mis par M. Gubler sur le compte de l'asthénie ? C'est du moins la théorie que Buhl déduisit de son autopsie, celle que propose M. Jaffé. La diphthérie, maladie générale dont le caractère spécifique est une prolifération nucléaire du tissu conjonctif, déterminerait dans les gaînes nerveuses des infiltrations partielles qui étreindraient les faisceaux et entraveraient la fonction. De même que le virus du typhus abdominal, par exemple, détermine une abondante prolifération nucléaire dans les ganglions lymphatiques, de même le virus diphthérique provoquerait une néoplasie de marche lente et d'intensité modérée débutant le plus souvent, mais non constamment, par le pharynx et envahissant soit médiatement et par propagation, soit immédiatement, sans angine préalable, la gaîne des nerfs. De même enfin que le pharynx se déterge et que les éléments embryonnaires dont il est un moment infiltré disparaissent, de même que dans la fièvre typhoïde les organes infiltrés reviennent à l'état normal, de même aussi se résorbe la néoplasie des gaînes nerveuses.

On ne peut refuser à cette théorie le mérite de ne laisser qu'un bien petit nombre de desiderata et de rendre compte de presque tous les phénomènes. Elle permet de concevoir tout d'abord que les expressions anatomiques de l'infection diphthérique ne soient pas en rapport avec la réaction fébrile, avec les phénomènes généraux de la période aiguë. Ne voit-on pas, en effet, dans la fièvre typhoïde, des lésions intestinales considérables coïncider avec un état général bénin ? De même, lorsqu'il est démontré qu'il n'y a point de rapport constant entre les diverses localisations du typhus abdominal, entre l'angine, par exemple, et l'infiltration des glandes de Peyer, il n'y a point lieu de s'étonner qu'il n'en existe pas davantage entre l'angine diphthérique et le degré d'infiltration des troncs nerveux, cause de la paralysie ?

Le début, les variations de siége et d'intensité des accidents, leur durée, leurs terminaisons trouvent aussi leur explication dans cette infiltration spéciale, plus ou moins intense et plus ou moins généralisée des racines ou des troncs nerveux. Les fourmillements, les hyperesthésies, les douleurs si souvent mentionnées, la perte de la contractilité électrique, les paralysies isolées du mouvement ou de la sensibilité, la conservation si complète de l'intelligence, la mutabilité, la versatilité, la généralisation des phénomènes s'interprètent aisément.

La doctrine de l'asthénie, au contraire, laisse subsister quantité de desiderata et soulève contre elle des objections considérables. Souvent l'angine n'a été accompagnée que d'une réaction générale extrêmement peu accusée, d'une élévation de température à peine sensible, l'alimentation n'a pour ainsi dire pas été suspendue, quelquefois même des substances toniques ont été administrées. « En Angleterre, dit H. Weber, la plupart des médecins donnent dans l'affection primaire vins et toniques. Moi-même j'ai cherché constamment à soutenir les forces, et cependant j'ai eu mon bon contingent de paralysies secondaires, parmi lesquelles quelques-unes après des cas manifestement légers. » Est-ce dans de pareilles conditions bien inférieures sous le rapport du pouvoir dénutritif aux longues fièvres typhiques, aux varioles intenses, que l'organisme peut se débiliter au point de perdre plus souvent qu'après toute autre affection ses fonctions motrices et sensitives ? Quand M. le prof. Gubler créa la dénomination de paralysies asthéniques, diffuses, périphériques, c'est de paralysies dues à la dénutrition des tissus et liées à un état d'épuisement général qu'il entendit parler. Or il est des cas de paralysie post-diphthérique où les symptômes bénins de l'affection primitive et la faible élévation de la température écartent toute idée d'asthénie. Il en est aussi un certain nombre, il faut l'avouer, où la fièvre de l'affection primaire fut intense, la diète prolongée et la durée de l'état aigu assez longue; peut-être ne faut-il point négliger ces causes de dénutrition lorsqu'elles ont existé, et doit-on même songer que les altérations de tissu signalées dans la fièvre typhoïde et la variole par

MM. Hayem, Liouville et Laveran pourraient se produire aussi dans les diphthéries malignes et entrer pour une bonne part dans la production des accidents paralytiques consécutifs.

Hors ces cas de diphthéries malignes, qui laissent après elles un état évident de débilitation, il ne reste à invoquer dans les autres, dans ceux où le convalescent, faisant depuis quelques jours usage de ses membres, les sent tout à coup se dérober aux ordres de sa volonté, qu'une action spéciale du virus diphthérique : l'expression anatomique de cette action serait une infiltration des troncs nerveux, due à une prolifération nucléaire du tissu conjonctif de leur gaîne; l'évolution du processus serait, du reste, lente, et aboutirait le plus souvent à une résorption complète.

Que penser de la pathogénie des paralysies consécutives aux angines simples inflammatoires? Nous avons vu qu'au point de vue clinique, elles ne pouvaient être distinguées des paralysies post-diphthériques. Au point de vue pathogénique, on peut s'expliquer par une propagation de la phlegmasie de la muqueuse les paralysies gutturales et les paralysies dites de voisinage. Mais, nous avouons ne pouvoir émettre, sur le mécanisme de l'akinésie et de l'anesthésie des membres inférieurs en particulier, une opinion scientifiquement fondée.

M. Colin a résumé en ces termes une explication des paralysies consécutives aux angines diphthériques et non diphthériques : « La paralysie du voile est un intermédiaire forcé entre l'angine et la généralisation de l'amyosthénie... Or, certains actes normaux ne s'accomplissent qu'à la condition d'une excitation périphérique perçue par un centre nerveux; la paralysie du voile aurait-elle pour résultat la suppression d'une de ces excitations physiologiques, et la production réflexe, pour ainsi dire, de la paralysie généralisée? » A l'appui de cette hypothèse, M. Colin cite un fait rapporté par Blache, à la Société médicale : « Un enfant se pique le voile du palais avec un crochet à broder; une paralysie locale survient, suivie d'une paralysie généralisée de l'espèce dite diphthérique. »

A ce fait, on peut opposer celui que M. Empis rapporta à la Société médicale des hôpitaux : Un homme, autrefois atteint de syphilis et d'une perte de substance du voile du palais, avait conservé une paralysie palatine. Onze ans après, il eut une pleurésie qui dura trois mois et le jeta dans un grand affaiblissement : c'est dans la convalescence de cette maladie qu'il fut frappé d'une paralysie des membres dont il guérit rapidement. La paralysie palatine persista.

Disons enfin que, dans quelques cas de paralysie post-diphthérique, cette paralysie gutturale, « intermédiaire forcé, » a fait défaut.

H. Weber a émis, sous toute réserve du reste, une hypothèse analogue. Nous traduisons littéralement :

« Je veux faire connaître une autre tentative d'explication, sans lui accorder toutefois une grande valeur. La pathologie nous fournit, dans le tétanos traumatique, une preuve que, par des lésions périphériques, dans certaines conditions qui nous sont inconnues, des troubles que nous appelons fonctionnels, peuvent se produire dans les centres nerveux, après même que la lésion périphérique est guérie. Nous pouvons nous figurer, par exemple, que dans ces cas, une modification spéciale s'est propagée le long des nerfs de la périphérie vers les centres. Il serait possible qu'un pareil phénomène eût lieu dans la diphthérie. Le tétanos traumatique et les troubles nerveux post-diphthériques ont cela de commun : 1° qu'entre le début de la lésion ou modification périphérique et l'invasion du trouble central, il s'écoule un certain espace de temps variable ; 2° qu'en outre, de même que c'est dans des cas rares seulement que les blessures conduisent au tétanos, de même aussi les troubles en question ne sont consécutifs qu'à quelques cas de diphthérie ; 3° qu'enfin, les plus petites blessures peuvent produire le tétanos, comme aussi les cas les plus légers de diphthérie, les troubles nerveux consécutifs.

Cette ingénieuse comparaison n'est autre chose qu'une théorie réflexe. Au lieu seulement de placer le point de depart de la modification apportée aux centres nerveux dans la paralysie palatine, comme M. Colin, Weber le place dans l'irritation due à l'angine. Cette explication, qu'il dit à plusieurs reprises, du reste, ne vouloir soutenir en aucune manière, a contre elle tous les cas de paralysie post-dipthérique sans angine préalable.

Avant M. Colin et H. Weber, Brown-Séquard avait nettement indiqué une théorie réflexe des paralysies post-angineuses, ou plutôt des paralysies post-diphthériques.

Quant à l'asthénie, elle ne saurait non plus suffire à faire comprendre le mécanisme d'accidents paralytiques qui naissent parfois subitement dans le cours d'une convalescence confirmée. En l'absence d'observations nécropsiques et de lésions anatomiques constatées, la question de la pathogénie des paralysies des membres consécutives aux angines simples inflammatoires nous semble donc ne présenter encore que des obscurités.

CONCLUSIONS GÉNÉRALES.

Des faits énoncés dans ce travail et des considérations auxquelles ls ont donné lieu, nous tirons les conclusions suivantes :

1° Les caractères des paralysies post-diphthériques ne leur appartiennent point exclusivement : des paralysies du même type succèdent constamment aux angines simples inflammatoires, et quelquefois aussi à la fièvre typhoïde et à la variole.

2° Sauf les accidents paralytiques qui frappent les membres à la suite des angines simples, phénomènes dont la pathogénie reste pour nous un problème, toutes ces paralysies semblent correspondre à des altérations de tissu, expressions anatomiques plus ou moins éloignées, plus ou moins généralisées du processus morbide primitif. Ces lésions matérielles siégent dans les centres nerveux, dans le système musculaire, ou dans le système nerveux périphérique.

3° Des observations nécropsiques recueillies jusqu'à ce jour on peut déduire provisoirement que, dans les paralysies post-angineuses, c'est la partie périphérique des nerfs qui semble lésée; dans celles qui succèdent à la fièvre typhoïde et à la variole, les centres nerveux et le système musculaire seraient plus spécialement altérés.

INDEX BIBLIOGRAPHIQUE

Aubrun et Plouviez. Union médicale, 3 août 1861.
Bœrwinkel. Schmidt's jahrbücher der in-und auslœndischen gesammten medizin. 139, 1868, p. 288-436.
Barascut. Gazette des hôpitaux, 1860.
Beau. Mémoire sur une affection cérébrale, etc. (Arch. gén. de médecine, 1852.)
Bernard. Thèse de Paris, 1859.
Billard. Gazette médicale, 1865, p. 336.
Bissel. Transact of the med. Society of the state of New-York, for the year 1862.
Bouchut. Etat nerveux.
Bouillon-Lagrange. Gaz. hebdom., 1859.
Brown-Séquard. Leçons sur le diagnostic et le traitement des principales formes de paralysie des membres inférieurs, etc. Paris. Victor Masson, 1865.
Buhl. Einiges über Diphtherie. (Zeitschr. für Biologie, 1867, Band III.)
Charcot et Vulpian. Gaz. hebdom., 1862.
Charvot. Thèse de Paris, 1871.
Colin. Quelques réflexions sur la paralysie dite diphthéritique. (Mémoires de médecine militaire, 1860.)
Colliny. Arch. de méd., 1836.
Damaschino. Gaz. méd., 11 nov. 1871.
Debout. Bulletin de thérap., 31, p. 446.
Dieulafoy. Thèse de Paris, 1869.
Duourd. Bulletin de thérap., 32, p. 391.
Empis. Bulletin de la Société médicale des hôpitaux, séance du 14 nov. 1860.
Faucher. Union médicale, 1867.
Faure. Union médicale, 3 février 1857.
Fernet (Ch.). Article CONVALESCENCE du nouveau Dict. de méd. et de chir. prat.
Galezowski. Traité des maladies des yeux, 2e partie, 1872, p. 730.
Garnier. Thèse de Paris, 1860 et Union médicale, 25 février 1852.
Greenhow. Edimburgh medical journal, 1863.
Gubler. Des paralysies dans leurs rapports avec les maladies aiguës, etc. Arch. de

médecine, 1859, 1860. Paralysie amyotrophique consécutive aux maladies aiguës. Gaz. méd. 1861.
Gyoux. Ph. Gaz. hebdom., 1870.
Hayem. Gaz. méd., 1866, p. 698.
Hervieux. Bulletin de la Société médicale, 14 novembre 1860.
Imbert-Gourbeyre. Recherches historiques sur les paralysies consécutives aux maladies aiguës, Gaz. méd. de Paris, 1863.
Jaccoud. Des paraplégies et de l'ataxie du mouvement. Clinique médicale.
Jacquot. Du typhus de l'armée d'Orient. Paris, 1858.
Jaffé Max. Schmidt's jahrbücher, etc. 140, 1868, p. 215,
Jousset (de Belleyme). Gaz. des hôp., 28 janvier 1860.
Kennedy. Arch. de méd., 1850.
Landry. Paralysie ascendante aiguë. Gaz. hebdom., 1859.
Laveran. Arch. de méd., juillet 1871.
Lépine. Thèse de Paris, 1870.
Leudet. Remarques sur les paralysies essentielles consécutives à la fièvre typhoïde. (Gaz. méd., 1861.)
Liouville (H.). Bulletin de la Société anatomique, années 1869-1870.
Littré. Gaz. méd., 1861, p. 353.
Lorain et Lépine. Article Diphthérie du Nouv. dict. de méd., etc.
Loyauté. Thèse de Montpellier, 1836.
Maingault. Thèse de Paris, 1854. De la paralysie diphthéritique, etc. (Actes de la Société médicale des hôp., 5e fascicule, 1861, p. 111.)
Marquez (de Colmar). Gaz. de Strasb., 22 oct. 1860.
Mayer (A.) Union médicale, 1860.
Morisseau. Un. méd., 23 oct. 1851.
Moynier. Gaz. des hôp., 1859.
Ollivier d'Angers. Traité des maladies de la moelle épinière, t. II.
Paterson. Medical Times and Gazette, déc. 1866.
Pellegrino Levi. Arch. de méd., févr. 1865.
Pératé. Thèse de Paris, 1858.
Phelippeaux. Bullet. thérap., 1867, 72, p. 220.
Piso Nic. De morbis cognoscendis et curandis. Lugd. Batav., 1736, t. 1, p. 112.
Proust. Soc. anat., janv. 1860.
Revillout. Thèse de Paris, 1859.
Rilliet. Gaz. méd., 1851. Des paralysies essentielles chez les enfants.
Robert. Thèse de Paris, 1862.
Roger (H.) Arch. de méd., janv. 1862. Recherches cliniques, etc.

Sée (G.) Paralysies consécutives, etc. Bulletin de la Soc. méd. des hôp., oct. 1860
Recherches sur les paralysies dites essentielles, Bulletin de la Soc. méd. des hôp., janv. 1861.

Surmay. Arch. de méd., 5, 1865, p. 678. Quelques cas de paralysies, etc.

Tavignot. Revue de thérap. méd. chir., 1865.

Thore. Annales méd. — psychol., 1850.

Tomaselli. Gaz. hebdom., 1861, p. 102.

Trousseau. Gaz. des hôp., janvier 1860. Union méd., 7 octobre 1851. Gaz. des hôp., 30 juill. 1855.

Weber H. Virchow's Archiv für patholog. Anatomie. Die Nervenstæorungen und Læhmungen, etc., t. 25, p. 114, 1862; et t. 28, p. 489, 1863.

Zenker. Arch. gén., 1865. Trad. de Fritz.

TABLE DES MATIERES.

A. Parent, imprimeur de la Faculté de Médecine, rue M.-le-Prince, [illegible]

www.ingramcontent.com/pod-product-compliance
Ingram Content Group UK Ltd.
Pitfield, Milton Keynes, MK11 3LW, UK
UKHW020345230726
13925UKWH00003B/966

9 782014 058567